胃肠病

食疗用药

看这本就够了

◎ 戴德银 代升平 韩璐 主编

U0244034

化学工业出版社
·北京·

内容简介

《胃肠病食疗用药看这本就够了》着重介绍了胃及十二指肠溃疡、反流性食管炎、上消化道出血、消化道肿瘤等最常见的15种胃肠病的临床表现与诊断、防治措施、西药治疗、中医药治疗、饮食原则与食疗药膳方等相关知识；书中共精选了约450个食疗药膳方供读者针对疾病选用，所选中药皆为常用、安全、有效的药食两用品，且料理方法简便，可操作性强；本书具有通俗、翔实、易懂、易学的特点，适合胃肠病患者及其家属、广大基层医务人员阅读。

图书在版编目（CIP）数据

胃肠病食疗用药看这本就够了/戴德银，代升平，韩璐主编. —北京：化学工业出版社，2021.9（2025.1 重印）
ISBN 978-7-122-39483-5

Ⅰ.①胃… Ⅱ.①戴…②代…③韩… Ⅲ.①胃肠病–食物疗法②胃肠病–用药法 Ⅳ.①R247.1②R570.5

中国版本图书馆 CIP 数据核字（2021）第 132611 号

责任编辑：李少华　　　　　　　　　　装帧设计：张　辉
责任校对：边　涛

出版发行：化学工业出版社（北京市东城区青年湖南街13号　邮政编码100011）
印　　装：北京盛通数码印刷有限公司
710 mm×1000mm　1/16　印张13¹/₂　字数252千字　2025年1月北京第1版第3次印刷

购书咨询：010-64518888　　　　　　　　　售后服务：010-64518899
网　　址：http://www.cip.com.cn
凡购买本书，如有缺损质量问题，本社销售中心负责调换。

定　　价：39.80元

本书编写人员名单

主　　编　戴德银　代升平　韩　璐

副 主 编　刘云杰　敬新蓉

编　　委　王小莲　王　尧　史小英　皮儒先

　　　　　朱　洁　刘丛丛　刘春梅　刘　蓉

　　　　　许群芬　李　漪　何恩福　张　刚

　　　　　林芸竹　罗利琴　罗　敏　周　炜

　　　　　周　铣　赵祝英　胡文利　胡晓允

　　　　　姜　庆　贺莉敏　顾明忠　顾宣奎

　　　　　唐文艳　康晓曦　谢智凡　熊秀艳

主　　审　田卫卫　张伶俐　廖　琦

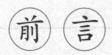

病从口入人人知，嘴馋染病难防治！有不少疾病就是患者自己吃出来的。肠道寄生虫病、细菌性痢疾、细菌性食物中毒等疾病，就是吃出来的常见病、多发病；最常见的胃肠炎、溃疡病也与饮食卫生密切相关。

随着生活节奏的加快，人们面临的各种压力、危机感正在增强，常见胃肠疾病的发病率逐年上升。年发病率已超过20%，门诊就诊率位居各类疾病的前列；尤其在夏秋季和节假日，门诊胃肠疾病患者明显增多，甚至爆满！消化道中的食道癌、胃癌、大肠癌又是中国最常见恶性肿瘤之一。目前，消化系统的胃肠疾病已成为威胁人类健康而仅次于肿瘤、心脑血管疾病之后的"第三号杀手"！

本书为广大胃肠病患者和读者介绍了非常实用的食疗、康复和保健知识。书中推荐治疗胃肠病的西药、中成药多为《中华人民共和国药典》或国家《基本医疗保险、工伤保险和生育保险药品目录》的品种，相对安全有效，合理经济；方便医务人员医疗用药和病人用药咨询。食疗与药膳所用主料、辅料在各地均可选购，烹饪与服法均大众化，不但功效确切，而且实用性强。

本书编写力求文字通俗，内容深入浅出，可操作性强；易看易懂，易学易会。既适合胃肠病患者及其亲属阅读，也可作为基层医务人员的业务参考书。

临床主任药师　戴德银

2021年8月

目 录

第三章 慢性胃炎 24

第四章 急性胃炎 37

第一章　胃肠病食疗饮食

一、普通饮食（普食）

普通饮食（普食）无需特殊限制，适用于消化功能正常，疾病恢复期不发热的患者和正常人。

根据当地市场供应情况，一般的主、副食品均可选用，并烹饪成适合自己口味的美味佳肴。每天饮食包括主食（五谷杂粮，如稻米、小麦面粉及其制品、荞麦、玉米、青稞；薯类，如土豆、红薯、白薯、芋头等），各种肉类及其制品（猪、牛、羊、鸡、鸭、鹅等），豆类（大豆、黄豆、青豆、豌豆、绿豆、黑豆、赤小豆等）及其制品（豆腐、豆芽、腐竹、豆筋、豆腐乳、豆腐干），各种新鲜蔬菜（包括腌、盐制品），水产品（各种鱼类、虾类、蚌、蟹、海参、海带、紫菜、海藻），水果类和油脂类（包括动物脂肪和食用植物油）。少用油煎炸食物，少用刺激性强的调味品。各种蛋类及其制品亦可随意选用。

一般成人每天摄入总能量（热量）10.46兆焦（2500千卡）左右；蛋白质75～90克，占总能量的12%～15%，其中动物蛋白（质）≥10%；脂肪占总能量的25%～30%，烹调油≤20克（以食用液体植物油为佳）；摄入碳水化合物（糖类）400～500克，占总能量的55%～65%；保证食物中蛋白质、脂肪、糖类、矿物质（微量元素）、维生素、纤维素等供应充分，比例合适，营养均衡。

每天三餐的热量分配：早餐占25%～30%，午餐占40%～50%，晚餐占25%～30%；有吃夜宵习惯或少食多餐的人，可将早、午、晚三餐的热量各减少5%，分配于加餐或夜宵中。

二、软食

软食适用于消化不良，疾病恢复期（伤寒、痢疾、急性肠炎等恢复期），以及肛门、直肠手术后，老年或幼儿等咀嚼能力差的病人。

烹饪的成品软食具有以下特点（色）：细软、易消化、无刺激性、不引起胀气、含纤维素少。

成人一般每天需摄入总热量8.37～10.46兆焦（2000～2500千卡），蛋白质80～100克，脂肪60～70克，碳水化合物300～400克。

一般可选用的食物如软米饭、面条、馒头、包子、饺子、馄饨、肉类、蛋类及其制品，鱼类、豆类及其制品。含植物纤维和动物硬肌纤维（如"牛板筋"）的食物均应切碎、煮烂。须注意补充菜汁、水果汁等，防止维生素（B族维生素、维生素C）等缺乏。

烹饪软食时，忌用刺激性强的调味品如辣椒、胡椒、咖喱粉等；忌用膳食纤维多的蔬菜，如黄豆芽、芹菜、韭菜等（必要时可榨汁饮用）；忌用酸味重的水果，如李、杏等。不宜吃各种带骨、带刺的菜肴。

每天可进4～5餐；忌用油炸、煎等烹饪方法加工食品，可用炒、炖、煮、蒸、烩、熬、煨等烹饪方法。

三、半流质饮食（半流食）

半流质饮食（半流食）适用于发热或体弱患者、口腔疾病、耳鼻咽喉部及外科手术后、咀嚼或吞咽有困难者；消化道疾病，如腹泻、消化不良、伤寒、痢疾等。

半流质饮食与软食的区别是半流质饮食以半流体食物为主，易于吞咽和消化。

成人一般每天需摄入总热量6.28～8.37兆焦（1500～2000千卡），蛋白质50～60克，脂肪50～60克，碳水化合物200～300克；同时应注意补充各种维生素（B族维生素和维生素C等）及矿物质（微量元素）。

半流质饮食一般不含膳食纤维；是否食用蔬菜视病情而定。除伤寒病人外，绝大多数病人均可用少量嫩菜叶切碎烹饪。口腔科病人用半流食可用半煮烂的挂面（面条）、烩馒头、稠粥、菜泥、牛奶、蛋羹等。

选用半流食的病人一般忌食蒸饭、烙饼，含膳食纤维多的蔬菜（豆芽、韭菜、芹菜），刺激性强的调味品（辣椒、花椒、胡椒、大蒜、生姜），大量肉类、油脂类，以及油煎炸的食物。伤寒、痢疾患者不宜吃生冷食物和牛奶、蔗糖等产气食物。

半流食病人宜少食多餐，主食（饭、面食等）应定量，每天五餐。因口腔疾病食用半流食病人的主食可不限量，以吃饱为宜，每天四餐。

四、流质饮食（流食）

流质饮食（流食）适用于高热、急性传染病患者，病情严重者；胃肠道大手术前后，有口腔、食管、胃肠疾病，以及口腔手术后吞咽困难者。

病人食用的流食均为流体，极易消化，尤易吞咽。总热量应保持在1.34～4.18兆焦（800～1000千卡）/天。通常分为以下五种。

清流食 适用于胃肠道手术后的病人。选用不含任何渣滓且不产气的流体食品，如过滤肉汤、菜汁、米汤等，忌用牛奶、豆浆等产气饮品及过甜食物。

流食 可选用米汤、蒸蛋、蛋白水、豆浆、牛奶、各种肉泥汤等，注意咸甜搭配。如需要高热能流食，应多选用浓缩型食物，如鸡蓉汤、奶粉等，或按特别（殊）饮食配制。

不胀气流食 即忌甜流食，适用于一般腹部手术后，如胆管、阑尾、子宫等手术后，除忌用牛奶、蔗糖等易产气食物外，其余与前述流食相同。

冷流食 适用于扁桃体术后，可选用冰激凌、冷牛奶等食物。

浓流食 适用于口腔手术后吞咽困难的病人，常用吸管饮服，以无渣较稠的食物为宜。可食用鸡蛋薄面糊、较稠的藕粉浆等。

服用流食的病人，宜少食多餐，每天可进6餐，每餐250～300毫升，特殊情况应遵医嘱，或在营养师指导下进餐。

五、高蛋白饮食

高蛋白饮食适用于明显消瘦、营养不良或贫血的病人，以及大手术前后，肾病综合征，消耗性疾病，如肺结核、癌症等患者。

服用高蛋白饮食的成年患者，每天应摄入总热量12.55兆焦（3000千卡）左右，蛋白质1.5～2.0克/千克，脂肪60～80克，碳水化合物400～500克。碳水化合物不宜太少，以保证蛋白质充分利用，贮备。脂肪适量，不宜过于油腻。应供给含维生素C和B族维生素丰富的食物。

贫血患者还应注意供给含维生素K、维生素B_{12}、叶酸和铁、铜等比较丰富的食物，如动物内脏、瘦肉（猪、牛、羊、鸡、鸭、鹅）、鱼类、蛋类、豆制品；各种新鲜蔬菜、水果，以及含碳水化合物高的食物，如米饭、面食、土豆、山药、芋头、荸荠、藕、甜点心。流食和半流食者可选用猪（鸡）肝汤、肝泥、豆浆、豆腐脑、蒸蛋羹、奶类，或其他含铁丰富的食物。

在病情需要时，可与其他治疗饮食结合应用。

六、低脂肪饮食

低脂肪饮食适用于胆囊炎、胆石症、急性胰腺炎、慢性胰腺炎、腹泻等患者。

服食低脂肪饮食的病人，每天饮食中营养素供给量应视病情而定。胆囊炎、胆石症患者每天需摄入蛋白质50～70克，脂肪40克。急性胰腺炎病人宜供给无脂肪但富含碳水化合物的流食，如米汤、藕粉、菜汤、蛋白水等，随后脂肪由10克以下递增至40克。慢性胰腺炎患者宜食用低脂肪、高碳水化合物饮食，蛋白质0.8～1.0克/千克，总热量8.37兆焦（2000千卡）/天。

烹饪制作低脂肪饮食时，应避免选用含脂肪多的食物，如肥肉、花生米、芝麻、松子仁、核桃仁、蛋黄、全脂牛奶及未脱脂的奶粉、油酥点心等。

烹饪方法宜选用蒸、煮、汆、炖、烩等，一般不宜油煎、干炸、滑熘、爆炒等方法。忌用含膳食纤维多的食物及刺激性强的调味品。

胆囊炎、胆结石患者尚须限制含胆固醇丰富的食物，一般不选用动物内脏、脑髓、鱼子、虾子、蟹黄、蛋黄，以及动物脂肪等；宜多食用不含或少含胆固醇的食物，如谷类、豆类、蔬菜、蘑菇（蕈）、海藻（海带、紫菜）、水果类、坚果类等，以及瘦肉、蛋白、海蜇皮、海参，植物油（椰子油除外），如大豆油、菜籽油、花生油、玉米油、芝麻油等。

每100克食物中，胆固醇含量在100毫克以下的食物有：猪瘦肉、兔肉、牛奶、鸽肉、鸭肉、带鱼、鲑鱼、鲤鱼、鲳鱼、鲢鱼、海蜇皮、海参、肉松、全脂奶粉等；含胆固醇100～200毫克的食物有填鸭、鸡肉、鸡血、猪舌、黄鳝、对虾、螺肉、蛏肉、鸡油、奶油、鸡肫等；含200～300毫克的有鱼肉松、墨鱼、鱿鱼、河蟹、蚶肉、黄油等；含300毫克以上者有猪肾、鸭肝、蛋类、凤尾鱼、虾皮、蟹黄等。

七、高纤维饮食

高纤维饮食适用于无力型便秘、无并发症的憩室病，及其他需增加膳食纤维的患者。

服用高纤维饮食的病人，每天摄入的食物纤维的总量宜在20%以上。在烹饪美味佳肴时，宜选用韭菜、芹菜、金针菇、黄豆芽、竹笋、蕹菜（藤藤菜）等；以及粗粮、水果、琼脂等；含抗消化淀粉较多的土豆、甘薯（红苕）、芋头、山药也可选用。

适度增加饮食中的脂肪，多饮水，晨起空腹饮淡盐水250毫升（半斤）效果更好。

八、低纤维饮食

低纤维饮食适用于结肠炎、急性肠炎患者。

低纤维饮食应细软、渣少、无刺激性，便于咀嚼和吞咽。

烹饪低纤维饮食时，可选用切碎的瘦肉、鱼片、虾仁、蔬菜的嫩叶、土豆、胡萝卜，以及豆腐、粉丝、粉皮等。限用含脂肪过多的食物。

少渣半流食不用菜泥、碎菜叶。禁用刺激性强的调味品，如辣椒、咖喱、胡椒等。无渣饮食禁用牛奶、半生鸡蛋、果泥、青菜泥、土豆泥、胡萝卜泥等。

烹饪方法可用炒、烧、氽、炖、蒸、煮、焖、煨等；忌用油炸。

九、胃肠外科手术前的饮食

应供给足量的蛋白质（肉类、蛋类、鱼类），术前每天应摄取蛋白质80～100克，其中优质蛋白质应占50%以上；适量脂肪（70～80克/天）；充足的碳水化合物（米饭、饺子、馄饨、包子等）400～500克/天；多食用含维生素丰富（新鲜蔬菜汁、水果汁等）的食物。

过度肥胖、循环功能低下的病人，术前应食用低盐饮食，或在手术前限制饮食的供应量及含盐量。

拟行胃肠道及腹部手术的患者，手术前3～5天改为低纤维半流质饮食，手术前1～2天改为流质饮食，手术前晚禁食。

术前如患者因疾病或其他原因消化功能减退，或者不能正常饮食，可给予高营养的半流食、流食或要素饮食。

十、肠切除术后饮食

应选用低脂、少渣、细软、刺激少的食物，少用或不用油脂，限制含脂肪高的食物，如肥肉、牛油、猪油、奶油、椰子油等。

少食多餐，每天进5～6餐；可食用细软面条、薄皮馄饨、稀（稠）粥、软饭、碎瘦肉、蒸蛋羹、鱼虾肉、豆浆、豆腐、豆腐干等食物；少食用蔬菜、水果、粗粮等食物；但可饮用蔬菜、水果的压榨汁或过滤汁。无渣饮食禁用牛奶、半生鸡蛋（鸭蛋、鹅蛋）、果泥，以及青菜泥、土豆泥、胡萝卜泥等。

烹饪注意色、香、味、形，增加食欲，可用烩、汆、蒸、熬、煮、炖等烹调方法，忌用油炸、煎等方法。

十一、胃切除术后饮食

胃切除术后，胃的修复和功能恢复需要较长的时间。选用不需咀嚼的液体食物，开始试餐，每2小时1次，给予清流食30～50毫升，以后根据病情，逐渐改为流食，口腔半流食或少渣半流食。并注意干、稀分开食用。强调细嚼慢咽含渣的饮食。

强调少食多餐，每天进食6～8餐；烹饪注意色、香、味、形，以利提高或增进食欲。根据消化吸收改善的情况，逐渐增加饮食中营养素的质量和数量，以保证机体正常新陈代谢的需要。

每天应供给高蛋白、高脂肪、高热量、低碳水化合物、少渣，易消化的饮食，每天蛋白质可按每千克体重1.5～2.0克（相当于每天吃瘦肉100～150克），无腹泻者，脂肪1.0～1.5克/千克（相当于每天食用烹饪食用油50～80克）；碳水化合物（米饭、面食等）应挑选多糖类，少用食糖（糖果、葡萄糖、麦芽糖、蔗糖）；注意补充各种维生素（康复期适量进食新鲜蔬菜烹饪成的细软佳肴），注意补充铁、钾、钠和氯等营养素（电解质）和微量元素。

进食后立即平卧或左侧卧位60～90分钟，使食物缓慢进入小肠，以防止倾倒综合征的发生。

十二、要素饮食

要素饮食是由分子水平营养素组成，不需要消化，即可直接吸收的平衡饮食，营养素种类齐全、数量充足、比例合理，能满足营养需要，可分为营养支持及特殊治疗两类。

常用的要素饮食多为低脂肪型，碳水化合物占总能量的80%～90%，脂肪含量占总能量的0.9%～2.0%，仅满足必需脂肪酸的需要，标准型蛋白质含量占总能量的8%。高脂肪型要素饮食脂肪含量占总能量的9%～31%，碳水化合物占总能量的61%～74%，蛋白质占8%～17%。

特殊治疗用要素饮食，如肝功能衰竭用要素饮食，其碳水化合物占总热量的70%，脂肪占20%，蛋白质占10%；肾衰用要素饮食，其碳水化合物占总热量的75%，脂肪占21%，蛋白质占4%；创伤用要素饮食，其碳水化合物占总热量的

68%，脂肪占10%，蛋白质占22%；低苯丙氨酸要素饮食，其碳水化合物占总热量的51%，脂肪占36%，蛋白质占13%。

十三、肠内营养的应用

1.用法

营养支持用要素饮食及特殊治疗用要素饮食可口服、鼻饲、胃或空肠造口置管滴入。鼻饲成人用8号硅胶管，儿童可用5号管。非要素饮食较黏稠，管径宜稍粗。

① 口服：要素饮食口感欠佳，可酌情调味，加果汁、菜汤、肉汤或米汤等。初次口服浓度不宜过高，用量不宜过大，一般宜每小时用10%浓度50毫升，用量以后可渐增至每小时100毫升；再渐增浓度至15%、25%，用量100毫升/小时。配制时浓度应比实际需要高1倍，如口服浓度为10%，配制时浓度应为20%，服用时加开水、热汤或果汁等稀释，温度宜在37℃左右。

② 鼻饲管胃内滴注：用要素饮食应结合疾病及患者耐受情况调整浓度与剂量，用60～70℃温开水将要素粉稀释，以输液泵或重力滴注。由低浓度小剂量开始，若无腹胀等胃肠道反应时，每隔1～2天调整1次。

③ 空肠造口滴注：应先滴注5%葡萄糖水，观察是否通过，然后由空肠滴注5%要素饮食500毫升，滴注速度要缓慢，每小时40毫升；通常7～10天才能适应，空肠滴入最高浓度为20%；过冷或过快可致腹泻，引起高渗性脱水。温度宜41～42℃。酌情2～3天调整1次，以不致腹胀、腹泻等胃肠反应为宜。

以上各种方法均要注意无菌，所有用具须消毒后使用。室温在20℃以上时稀释品应置于冰箱，并于24小时内用完，并应个体化定量定时使用。

2.并发症及特殊情况处理

① 鼻胃管质地粗糙，易引起鼻咽部溃疡和胃黏膜糜烂。患者有反酸、胃液pH值降低时，可给予牛奶，口服西咪替丁或氢氧化铝凝胶等药物，同时应降低要素饮食的浓度。

② 电解质紊乱。如有腹水或颅内压（脑水肿）升高，宜用蒸馏水稀释要素粉，如消化道造口宜用0.4%氯化钠稀释。因要素饮食含多种维生素，钾、钠等含量较低，凡长期用要素饮食及消化道造口患者，须另行添加电解质。

③ 老年、极度衰弱者易患吸入性肺炎。滴注时宜抬高头部，夜间滴速宜减慢，并注意监护。

④ 有恶心、呕吐、腹泻或尿多时，应减慢要素饮食的滴速、降低浓度、减少剂量、调整温度。如腹泻仍不缓解，应暂停使用要素饮食，查找原因，对症处

理（用药）。

⑤ 出现高血钠、高血氯时，须减少蛋白质、能量摄入，降低浓度，用蒸馏水稀释。

⑥ 要素饮食含糖比例高，易引起高渗性脱水，高渗性非酮症昏迷和渗透性利尿，尤其在高浓度及空肠造口滴注时更易发生，故应给予足够水分，滴速宜慢。

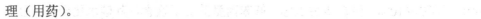

第二章 胃、十二指肠溃疡

一、临床表现与诊断

（1）**临床表现** 以疼痛最为常见，腹痛具有长期性、周期性和节律性的特点，但最后确诊须经X线钡餐或胃、十二指肠镜检查。胃、十二指肠镜检查是目前确诊本病的主要方法，对确定溃疡的大小、部位、数量、分期及通过组织活检、病理切片诊断，鉴别病变良性或恶性（有无癌变）具有非常重要的临床意义。病史和特征性临床表现是诊断胃、十二指肠溃疡的重要依据。

（2）**疼痛规律** 每年的春秋两季是发病高峰。消化性溃疡的腹痛与饮食有明显的相关性，胃溃疡疼痛多发生于餐后1小时内（称餐后痛）；十二指肠溃疡腹痛多发生于两餐之间和凌晨1～2点（习称为饥饿性疼痛），进食或服用制酸剂（如大黄碳酸氢钠、复方氢氧化铝、铝碳酸镁等）后缓解。

（3）**疼痛部位** 胃溃疡疼痛多位于剑突下或剑突下偏左，十二指肠溃疡疼痛可位于右上腹或脐右侧。疼痛多为钝痛、灼痛或饥饿样痛。部分患者可出现背部、肋缘和胸部放射痛；胃及十二指肠后壁溃疡可出现较重的背部痛，可有腹胀、嗳气、反酸、烧心、恶心等；溃疡并发梗阻时可出现频繁恶心、呕吐。

二、防治措施

（1）患者应生活规律，避免过度精神紧张及劳累，提倡少食多餐，切忌暴饮暴食，避免进食辛辣食物、浓茶、烈性酒、生食、冷食、硬食、油炸食品等。停用或避免应用某些对胃黏膜刺激较大的药物，包括非甾体抗炎药物（如吲哚美辛、水杨酸类制剂、保泰松等）、利血平、红霉素、多西环素等，以及某些糖皮质激素等。

（2）外科治疗仅限于少数伴有严重并发症者，如大量出血经内科（内镜、激光技术等）紧急治疗无效、急性穿孔、幽门梗阻及胃溃疡癌变等。

三、西药治疗

在专科医师或临床药师指导下，应用抑酸药、胃黏膜保护药，以及H_2受体拮抗药和质子泵抑制药进行正规抗溃疡治疗。对幽门螺杆菌（HP）阳性的消化性溃疡患者，进行抗HP治疗可大大减少溃疡病复发。

1.抑酸药

临床多选用西咪替丁、雷尼替丁和法莫替丁单用或联用其他药物抗溃疡病。

（1）**西咪替丁（甲氰咪胍）** 用于十二指肠溃疡、胃溃疡或病理性高分泌状态，成人口服300毫克，4次/天，或800毫克睡前1次服用，疗程4～6周。以后可对症选用胶体果胶铋，用药2～4周，巩固疗效，防止复发。儿童口服西咪替丁，按体重1次口服5～10毫克/千克，分2～4次给药，或睡前服。

（2）**雷尼替丁** 用于十二指肠溃疡和良性胃溃疡。①急性期治疗：成人口服标准剂量为150毫克，2次/天，早、晚餐时服；或300毫克睡前1次服，疗程为4～8周。如需要可治疗12周。大部分患者在4周内治愈，少部分患者在8周内治愈。②长期治疗：通常采用夜间顿服，150毫克/天，急性十二指肠溃疡愈合后患者应进行一年以上的维持治疗，以避免溃疡复发。③8岁以上儿童用于治疗消化性溃疡，1次2～4毫克/千克，2次/天，最高剂量为300毫克/天。

（3）**法莫替丁** 用于活动性胃、十二指肠溃疡，成人口服20毫克，早晚各1次；或睡前1次服用40毫克，疗程为4～6周。用于十二指肠溃疡的维持治疗或预防复发，成人每日睡前服用20毫克。

（4）**雷尼替丁枸橼酸铋（枸橼酸铋雷尼替丁）** 用于治疗胃、十二指肠溃疡，且可与抗生素（如阿莫西林、克拉霉素）或甲硝唑、替硝唑、奥硝唑等合用以根除幽门螺杆菌。成人口服常用量为0.35～0.4克，2次/天，疗程不宜超过6周。与抗生素合用的剂量和疗程遵医嘱，或咨询临床药师。

2.质子泵抑制药

即H^+，K^+-ATP酶阻断药，能强力抑制氢离子从壁细胞分泌，抑制胃酸效果最佳，具有止痛快、溃疡愈合快且愈合率高的特点。临床广泛应用抗溃疡的药物有奥美拉唑、兰索拉唑、泮托拉唑、雷贝拉唑钠等。其用法与用量简介如下。

（1）**奥美拉唑** 用于胃、十二指肠溃疡，成人1次20毫克，清晨1次服。十二指肠溃疡疗程通常为2～4周，胃溃疡的疗程为4～8周。对难治疗溃疡可1次20毫克，2次/天；或1次40毫克，1次/天。

（2）**兰索拉唑** 主要用于胃、十二指肠溃疡，吻合口溃疡，幽门螺杆菌感染等。成人通常1次30毫克，1次/天，于清晨口服。治疗十二指肠溃疡的疗程为2～4周，胃溃疡为4～6周，反流性食管炎为6～10周。合并有幽门螺杆菌（HP）感染的胃、十二指肠溃疡，可口服30毫克，2次/天，并与阿莫西林（或克拉霉素）联合甲硝唑（或替硝唑、奥硝唑）标准剂量服用，1～2周为1个疗程。

（3）泮托拉唑　用于胃、十二指肠溃疡、反流性食管炎；与抗菌药合用，根除幽门螺杆菌，减少消化性溃疡复发。成人每日早餐前服用40毫克。十二指肠溃疡疗程为2～4周，胃溃疡疗程为4～6周，反流性食管炎疗程为4～10周。治疗幽门螺杆菌感染，1次40毫克，2次/天，并需要两种抗菌药物（如阿莫西林、克拉霉素、甲硝唑、替硝唑、氧氟沙星、司帕沙星、环丙沙星等），疗程为1～2周。

（4）雷贝拉唑钠　适用于胃溃疡、十二指肠溃疡、吻合口溃疡、胃食管反流、促胃泌素瘤。成人活动性十二指肠溃疡1次10～20毫克，每日早晨服用，连服2～4周；活动性胃溃疡1次20毫克，每日早晨服，连服4～6周；胃食管反流1次20毫克，每日早晨服，连服6～10周。

3.胃黏膜保护药

胃黏膜保护药是指预防和治疗胃黏膜损伤，保护胃黏膜，促进组织修复和溃疡愈合，减少溃疡病复发的药物。选择性地简介几种如下。

（1）硫糖铝　既保护胃黏膜，又具有一定的抑酸能力。为充分解离以达到最佳疗效，本药必须在餐前1小时嚼成糊状再吞服。成人活动性胃溃疡、十二指肠溃疡1次1克，每次于饭前1小时及睡前服用，3～4次/天，用药4～6周。预防十二指肠溃疡复发，1次1克，2次/天，饭前1小时及睡前服用。儿童用量应酌情减量，并遵医嘱。

（2）枸橼酸铋钾　用于胃溃疡、十二指肠溃疡、复合溃疡、多发溃疡及吻合口溃疡等，既有加强黏膜抵抗力和修复力的作用，又有抑制HP的作用。成人服胃黏膜保护颗粒剂（含铋0.11克）或胶囊剂（含铋0.11克），4次/天，其中前3次于餐前0.5小时，第4次于晚餐后2小时服用；亦可改为每次服0.22克，2次/天。若用于抑制HP感染，宜与阿莫西林、克拉霉素合用，2次/天，早晚各服颗粒剂2包或胶囊剂2粒，连服7～14天，或遵医嘱。

（3）胶体果胶铋（胶态果胶铋）　适用于治疗消化性溃疡、慢性胃炎及缓解胃酸过多的胃痛、胃烧灼感和反酸。成人1次服120～150毫克（以含铋量计），4次/天，分别于三餐前1小时及临睡时服用，或遵医嘱，连服4周。并发消化道出血者，将胶囊内药物取出，用开水搅匀后服用，将日服剂量1次顿服。儿童酌减或遵医嘱。

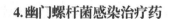

4.幽门螺杆菌感染治疗药

根除幽门螺杆菌是胃、十二指肠溃疡治疗的重大进展，使大多数消化性溃疡得到了彻底治愈。

提高幽门螺杆菌根除率的主要方法是联合用药，简介如下。

（1）铋剂＋两种抗生素

①铋剂标准剂量＋阿莫西林0.5克＋甲硝唑0.4克，均每日服2次，连服2周；②铋剂标准剂量＋四环素0.5克＋甲硝唑0.4克，均每日服2次，连服2周；③铋剂标准剂量＋克拉霉素0.25克＋甲硝唑0.4克，均每日服2次，连服1周。

（2）质子泵抑制药＋两种抗生素

①奥美拉唑20毫克＋克拉霉素0.5克＋阿莫西林1克，均每日服2次，连服1周；②泮托拉唑40毫克＋阿莫西林1克＋甲硝唑0.4克，均每日服2次，连服1周；③雷贝拉唑钠20毫克＋克拉霉素0.25克＋甲硝唑0.4克，均每日服2次，连服1周。

四、中医药治疗

1.中医药方剂

（1）虚寒型2方 适用于以胃部隐痛、喜按、喜热为特点的患者。

① 党参10克，炒白术18克，高良姜7克，香附10克，香橼10克，肉桂5克。水煎，分3次于饭前饮用，每日1剂，7天为1个疗程，可服4个疗程。

② 木香10克，佛手10克，荜茇7克，高良姜10克，肉桂10克，鸡内金13克。以上6味共研成细末，然后与碳酸氢钠（小苏打粉）600克混匀研细，分成小包，每包3.5克。每次于饭前半小时用温开水送服1包（3.5克），每日服3次，或痛时服。

（2）气滞型2方 适用于以上腹胀痛、嗳气为特点的患者。

① 佛手10克，香附10克，川楝子10克，当归10克，乌贼骨50克，浙贝母17克，娑罗子14克。水煎3次取汁，于饭前半小时或痛时服，每日1剂。

② 乌贼骨50克，浙贝母10克，鸡内金10克，甘草7克，颠茄10片（5克），共研成细末，每次服3.5克，每日服3次。

（3）血瘀型3方 适用于胃痛如刺、痛处固定者，可见柏油便或呕血。

① 当归尾10克，赤芍10克，生蒲黄10克，白及10克，五灵脂10克，炒白术10克，香附10克，乌贼骨50克。水煎3次取汁，分3次温服，或痛时服，每日1剂。

② 五灵脂17克，延胡索17克，木香17克，共研成细末，每次服3.5克，每

日服2次。

③ 三七粉，每次服3～5克，每日服2次。

2.溃疡病用中成药

《中华人民共和国药典》《临床用药须知》中药卷共收载了用于治疗消化性溃疡的中成药多达65种举例以下几种，供选用参考。

（1）**香砂六君丸** 由党参、白术（炒）、茯苓、陈皮、木香、半夏（制）、砂仁、炙甘草组成。益气健脾，和胃。适用于溃疡病脾虚气滞，消化不良，嗳气少食，脘腹胀满，大便溏泄。口服，一次6～9克，一日服2～3次。

（2）**香砂养胃颗粒（丸）** 由白术、木香、砂仁、豆蔻（去壳）、广藿香、陈皮、厚朴（姜制）、香附（醋制）、茯苓、枳实（炒）、半夏（制）、甘草组成。温中和胃。适用于溃疡病胃阳不足，湿阻气滞所致的脘闷不舒、胃痛隐隐、呕吐酸水、嘈杂不适、不思饮食、四肢倦怠。口服颗粒剂：开水冲服，一次5克，一日2次。或口服丸剂，一次9克，一日2次。

（3）**附子理中丸** 由附子（制）、干姜、党参、白术（炒）、甘草组成。温中健脾。适用于溃疡病脾胃虚寒，脘腹冷痛，呕吐泄泻，手足不温。口服水蜜丸一次6克；或大蜜丸1丸，均1日2～3次。

（4）**胃苏颗粒** 由紫苏梗、香附、陈皮、枳壳、槟榔、香橼、佛手、鸡内金组成。疏肝理气，和胃止痛。适用于溃疡病肝胃气滞所致的胃脘痛，症见胃脘胀痛，窜及两胁，得嗳气或矢气则舒，情绪郁怒则加重，胸闷食少，排便不畅，舌苔薄白，脉弦。口服，一次服15克，一日服3次，15天为一个疗程。可服1～3个疗程，或遵医嘱。

（5）**越鞠丸** 由香附（醋制）、川芎、栀子（炒）、苍术（炒）、六神曲（炒）组成。理气，宽中，解郁，除满。适用于溃疡病胸脘痞闷，腹中胀满，饮食停滞，嗳气吞酸。口服，一次6～9克，一日2次。

（6）**元胡止痛片（软胶囊、颗粒、口服液、滴丸）** 由延胡索（元胡）、白芷组成。理气、活血、止痛。适用于溃疡病气滞血瘀所致的胃痛，以及头痛、月经痛等。按说明书标准剂量，一次服4～6片（或2粒，或5克，或10毫升，或20～30丸），一日服3次，或遵医嘱。

（7）**虚寒胃痛颗粒** 由党参、炙黄芪、高良姜、干姜、桂枝、白芍、大枣、炙甘草组成。益气健胃（脾），温胃止痛。适用于溃疡病脾虚胃弱所致的胃痛，症见胃脘隐痛，喜温喜按，遇冷或空腹加重；十二指肠溃疡、慢性萎缩性胃炎见上述证候者。

（8）**六味木香散（胶囊）** 由木香、豆蔻、荜茇、石榴皮、闹羊花、栀子组成。开郁、行气、止痛。适用于寒热错杂、气滞中焦所致的胃脘痞满疼痛，吞酸、嘈杂、嗳气腹胀、腹痛、大便不爽。温开水冲服散剂，一次2～3克，一日1～2次。或口服胶囊剂，一次4～6粒，一日1～2次。

此外，口服三九胃泰颗粒（胶囊），治疗胃炎和消化性溃疡病亦有一定疗效。

五、饮食原则与食疗药膳方

1. 饮食原则

（1）**少食多餐** 每天5～6餐，注意定时定量，避免过饱过饥引起疼痛，选易消化、营养价值高及具有保护胃肠黏膜的食物。治疗溃疡病饮食可分以下四类。

① 溃疡病饮食1号：适用于少量胃出血或出血刚止的患者。可饮用牛奶，每2小时饮100～200毫升，每天6～8餐。对牛奶不耐受者，可用米汤、豆浆或浓稠的稀粥代替。

② 溃疡病饮食2号：用于出血停止后的患者。以流食为宜，每天6餐；除牛奶外，可增加蒸蛋、豆腐脑、豆浆等，以咸食为主，忌用浓肉汤及过甜食物。

③ 溃疡病饮食3号：用于病情稳定及食欲较好的患者。以半流食为主，每天6餐，主食3餐定量，另增3餐点心（加餐）。可选用肉末细软面条、烩馒头、虾仁稠粥、氽鱼丸、牛奶等。忌吃含纤维多的菜肴、大鱼大肉及肥腻食物等。

④ 溃疡饮食4号：用于病情稳定，逐渐恢复健康的病人。以软而易消化的食物为主，脂肪无需严格限制，每天5餐；除3餐主食外，另增2餐点心。可食用米饭、肉丸、肉末、猪肝、菜泥等。忌食膳食纤维多或用油煎炸的食品。

（2）**烹饪方法** 宜用煮、熬、炖、蒸、氽、烩等，忌用油煎炸的烹饪方法。

（3）**饮食提示** 不食用含膳食纤维多、硬而不易消化的食物。避免用过甜、过酸、过冷、过热及辛辣食物。

2. 食疗药膳方

肉末苦瓜

主料 苦瓜300克，猪肉末120克。

辅料 芝麻油5克，盐5克，酱油10克，味精1克，熟油50克。

烹饪与服法 苦瓜洗净，去子、荸和蒂，切成薄片，放盐拌匀码味5分钟，下锅干煸一下起入盘内；炒锅置旺火上，将熟油烧至五成热，放入猪肉末，加盐炒熟，再加酱油炒匀，下苦瓜片、味精炒匀，淋入芝麻油翻炒，盛入盘中，佐餐食。每日1剂，可常食。为夏季时令佳肴，细嚼慢咽。

功效 健胃补虚、消暑祛痰。

适用人群 胃、十二指肠溃疡，慢性胃炎病人或在暑热或高温环境中作业者。

百变搭配 禽肉可代替猪肉。

烧猪肚条

主料 熟猪肚条500克，猪化油50克。

辅料 盐5克，酱油15克，葱段50克，生姜片20克，胡椒粉1克，鸡精1克，湿芡粉20克，骨肉鲜汤500毫升。

烹饪与服法 将炒锅置旺火上，下猪化油烧至五六成热，下葱段、生姜片煸出香味时，加入熟猪肚条，倒入骨肉鲜汤，烧沸后加入其他辅料调味，最后用湿芡粉收汁，盛入大瓷碗中，佐餐热食，细嚼慢咽。

功效 健脾养胃，补虚养生。

适用人群 胃、十二指肠溃疡，胃肠炎患者。

百变搭配 牛肚、羊肚、鸡肫、鸭肫、鹅肫均可代替猪肚，出锅前5分钟放入约100克的嫩绿色切碎的菜叶（另加3克盐），效果更好。

砂曲蒸鱼

主料 砂仁10克，神曲1块，鲫鱼2尾（约400～500克），怀山药粉100克。

辅料 姜末30克，葱末20克，胡椒粉1克，花椒粉5克，食盐5克，鸡精1克。

烹饪与服法 将砂仁（去壳）、神曲（砸碎）焙（烘）干，研成细粉；鲫鱼宰杀后去鳃、鳞及内脏，洗净后在两侧划花刀；将辅料和药粉混匀撒遍鱼身5分钟后，再将砂仁、神曲、怀山药粉用鲜汤和匀，全部塞入鱼腹内后装盘，盖上碟子，蒸熟佐餐热食，每1～2日服1次。可常服。

功效 醒脾开胃，滋补敛汗，利湿止呕。

适用人群 胃、十二指肠溃疡，胃肠炎患者。

香菇肉片汤

主料 鲜香菇100克，猪瘦肉100克，骨肉汤300毫升。

辅料 湿芡粉50克，盐、味精、姜末、葱花各适量。

烹饪与服法 将鲜香菇去蒂、洗净，切成薄片，放入煮沸的骨肉汤中，煮10分钟；猪瘦肉洗净后切成薄片，用盐、味精码味5分钟后再用湿芡粉上浆；分散加入煮沸的香菇汤中，用锅铲推散，再煮沸3分钟，撒上葱花、姜末，盛入碗中热食或佐餐食。

功效 健胃补脾，滋阴润燥，增强机体免疫力。

适用人群 胃、十二指肠溃疡，胃肠炎患者。

百变搭配 其他食用蘑菇均可替代香菇。

鲳鱼番茄汤

主料 鲳鱼500克，番茄200克。

辅料 泡椒30克，泡姜30克，花生油30克，葱节20克，葱花5克，盐5克。

烹饪与服法 鲳鱼宰杀后去鳃、鳞、内脏，冲洗干净；泡姜、泡椒分别切成细丝后，放入烧至七成热的油炒锅中，加葱节爆香，放入鲳鱼微煎两面，注入清水约500毫升，大火烧开后，加入番茄（切成薄片），中火煮10分钟后盐和葱花调味。趁热佐餐用。

功效 健脾养胃，益气养血，柔筋利骨。

适用人群 胃、十二指肠溃疡患者。

百变搭配 鲫鱼可代替鲳鱼。

芋头蒸鲫鱼

主料 芋头300克，鲫鱼1尾（约250克）。

辅料 姜末50克，泡椒细末25克，食盐3克，炒粳米面50克。

烹饪与服法 将芋头刮去须根和表皮，洗净，切成1寸见方小块，放在碗底；鲫鱼宰杀后去鳃、鳞和内脏，冲洗干净后用全部辅料将鱼腹和全身抹匀，码味15分钟后，摆放在芋头块上面，加盖，置于蒸锅（笼）中，上汽后大火蒸20分钟即成。细嚼慢咽，热食。

功效 开胃健脾，润肠通便。

适用人群 胃、十二指肠溃疡患者，胃肠炎患者。

百变搭配 红薯、马铃薯可以代替芋头；鲳鱼、鳙鱼头可代替鲫鱼。

箭竹笋烧肉

主料 鲜箭竹笋250克，五花肉100克。

辅料 姜丝15克，豆瓣酱、湿芡粉、葱花、花椒、高汤各适量，盐3克。

烹饪与服法 将鲜箭竹笋剥去外皮（壳），洗净，斜切成薄片；五花肉洗净切成约4厘米见方的小块。炒锅预热后，放入猪肉爆出油至微黄时，下姜丝和花椒煸几下，再下豆瓣酱翻匀，放入笋片翻匀，注入高汤（或清水）淹没菜肴，大火烧开后改为小火，烧至猪肉酥烂为止，加盐调味，用湿芡粉勾芡，盛入碗中，撒上葱花，佐餐慢食。

功效 健胃消食，解渴化腻。

适用人群 胃、十二指肠溃疡，胃肠炎及伴有糖尿病患者。

百变搭配 毛竹笋、兰竹笋等可代替箭竹笋。鸡、鸭等禽肉可代替猪肉。

莲麦鸭汤

主料 莲子50克，麦芽50克，老雄鸭1只（带骨鸭肉1000～1500克）。

辅料 老姜50克，花椒5克，食盐少许，葱花适量。

烹饪与服法 将老雄鸭宰杀后，去毛；取出内脏，冲洗干净后，将分别淘洗干净的莲子、麦芽及老姜（洗净、拍碎）、花椒放入鸭腹内，共入砂锅内，注足清水，大火烧沸后撇去浮沫，改为小火衡沸至骨酥肉烂。食前可用食盐和葱花调味，分次服食或佐餐食用。

功效 开胃消食，健脾益心。常食可改善胃肠功能，提高记忆力，增强免疫力。

适用人群 胃、十二指肠溃疡，胃肠炎患者及免疫力低下者。

百变搭配 乌骨鸡肉可代替老雄鸭肉；应用本方时可尽量搭配食用绿色蔬菜烹饪成的菜肴。

茭菇肉片

主料 茭白200克，白蘑菇200克，猪瘦肉片100克。

辅料 生姜20克，花椒3克，葱节20克，花生油适量，食盐5克，鲜（高）汤50毫升，湿淀粉20克。

烹饪与服法 将主料分别洗净后，均分别切成薄片，猪瘦肉片用盐1克码味，湿淀粉上浆后备用。生姜斜切成薄片，葱节切成马耳朵形。炒锅中倒油烧至七成热，将上浆肉片在热油中过一遍变成白色，盛入盘中备用；将姜片、葱节、花椒放入热油锅中爆出香味，下茭白片和蘑菇片，翻炒七八铲后，下肉片，再翻炒几下，注入鲜（高）汤，加盐，炒匀，加盖焖几分钟即成。佐餐时细嚼慢咽，徐徐服食。

功效 滋阴润燥，促进食欲，帮助消化。

适用人群 胃、十二指肠溃疡，胃肠炎患者。

百变搭配 金针菇、香菇、草菇、平菇、牛肝蕈等食用蘑菇均可代替白蘑菇。

芹菜炒牛肉丝

主料 牛肉丝100克，芹菜250克。

辅料 生姜丝20克，独蒜2个，花生油、花椒、食盐各适量，湿淀粉10克，鲜汤少许。

烹饪与服法 将芹菜去除根须和老黄叶后，洗净后沥干，将头根部纵切数刀后再横切成寸半长短节；独蒜剥去外皮，洗净后切成薄片；炒锅将花生油烧至七成热时，下生姜丝、蒜片、花椒爆出香味，下牛肉丝（先用盐1克码味，然后用湿淀粉上浆）翻炒几下，再下芹菜节翻炒均匀，可添加鲜汤少许，焖1分钟至熟，佐餐食用。

功效 健脾养胃，调中益气，润肠通便，降压，降脂。

适用人群 胃、十二指肠溃疡，胃肠炎患者，伴有血压偏高者均宜食用。

百变搭配 猪瘦肉、鸡胸肉可代替牛肉。

香花肉片汤

主料 香菇100克，花椰菜200克，猪瘦肉片100克，骨头汤500毫升。

辅料 姜片20克，大蒜30克，食盐3克，葱花5克，湿芡粉20克，素油20克。

烹饪与服法 将花椰菜剥去老皮，洗净，撕成小朵；香菇去根蒂，洗净，猪瘦肉用盐1克码味，湿淀粉上浆；大蒜剥去外皮，洗净，切成薄片。素油在炒锅中烧至七成热时，下姜片、蒜片爆出香味，加骨头汤和香菇，煮沸大约10分钟后，加入花椰菜煮沸5分钟，最后再加上浆肉片，煮沸3分钟，用食盐和葱花调味。佐餐食用，可常服。

功效 健脾益胃，疏肝润肠，有调节和增强免疫功能的作用。

适用人群 胃、十二指肠溃疡，胃肠炎患者。

百变搭配 食用蘑菇如牛肝蕈、食用草菇、鸡枞蕈、口蘑等可代替香菇。

蒸乌鸡

主料 雄乌鸡1只（约2000克）。

辅料 陈皮3克，高良姜3克，胡椒6克，草果5克，生姜末5克，酱油、盐各5克。

烹饪与服法 雄乌鸡宰杀后去毛、内脏，洗净，剁（切）成寸半见方小块；陈皮去白切成丝，高良姜润发后切成片；草果、胡椒捣碎。主料与所有辅料拌匀后盛于有盖的蒸钵中，在蒸锅（笼）内蒸至骨酥肉烂即成。分次空腹食用，或佐餐食用。

功效 温中益气，滋养补虚。

适用人群 胃、十二指肠溃疡，胃肠炎病人，体虚者。

百变搭配 鹌鹑可代替乌鸡。

莲枸松仁粥

主料 粳米100克，莲子10克，枸杞子10克，松子仁5克。

辅料 食盐或糖适量，骨头汤800～1000毫升。

烹饪与服法　将粳米、莲子、枸杞子、松子仁淘洗干净后，共入锅内，注入骨头汤，大火烧开后，改小火熬成稠粥，温服时用盐或糖调味，细嚼慢咽。

功效　健脾养胃，兼有益肝肾、降血压、提高身体免疫力之效。

适用人群　胃、十二指肠溃疡病人，免疫力低下者。

百变搭配　糯米可代替粳米，葵花子仁可代替松子仁。可增加山药10克。

山药黄芪炖猪肚（药芪肚汤）

主料　猪肚1个，山药150克，黄芪50克。

辅料　老姜20克，花椒5克，食盐5克，葱花适量。

烹饪与服法　将黄芪、老姜（拍碎），花椒装入纱布袋中，扎紧袋口，塞入充分洗净的猪肚中，用白棉线缝合肚口，保持猪肚贲门和幽门两口通畅（排气）；与山药同时放入锅内，注足清水，大火烧开后去浮沫，改小火炖至猪肚酥烂即成。在小火炖肚过程中，至少翻肚3～4次，以缩短时间，节约能源。食前拆去白棉线，弃纱布袋，将猪肚切成小块，放入盘中，用盐和葱花拌匀，分次服食，同时吃山药、饮汤。

功效　健脾胃，益气血。

适用人群　胃、十二指肠溃疡患者，脾胃虚弱、消化不良、身体消瘦者。神经性厌食者亦可食用。

百变搭配　牛肚（切块）、羊肚、禽肫500～1000克可代替1个猪肚。

金樱子鲫鱼汤

主料　鲫鱼1尾（约200克），金樱子10～15克。

辅料　姜末10克，葱花5克，食盐3克，骨头汤500毫升。

烹饪与服法　鲫鱼宰杀后去鳃、鳞和内脏，冲洗干净；金樱子用清水洗去浮尘，共入砂锅，注入骨头汤，大火烧沸后，改小火衡沸15分钟即成。出锅后及时放姜末、葱花、食盐。食鱼饮汤。每日1剂。可连服1个月。

功效　健脾补虚，固精止泻。

适用人群　胃、十二指肠溃疡病人伴肾虚遗精、月经不调、脾虚多汗等症。

百变搭配　鲳鱼或鳙鱼头250克可代替鲫鱼200克。可加蘸蒜泥20克调味食用。

生地山药炖鸭

主料　鸭肉250克，生地黄15克，山药100克。

辅料　姜片30克，盐3克。

烹饪与服法　将生地黄、山药洗去浮尘；鸭肉洗净后，分别将带骨的鸭肉和鸭油切成小块；将生鸭油放入烧热的炒锅内，用锅铲挤压出油状鸭油，下姜片爆香，再放鸭块翻炒约10铲，注足清水，加入备好的生地黄和山药，加盖，大火烧开后，改小火衡沸约1小时至骨肉酥烂，加盐调味，细嚼慢咽热食。

功效 滋阴养胃，健脾止渴，清热凉血。

适用人群 胃、十二指肠溃疡及胃肠炎病人伴有内热症状者。

百变搭配 鹌鹑可代替鸭肉。可配青菜叶200克煮熟食用。

陈厚姜薯排

主料 陈皮15克，厚朴粉5克，老姜末15克，红薯200克，猪排骨200克。

辅料 食盐3克，炒粳米粗粉20克，炒豌豆粉20克，豆瓣酱10克，葱花15克。

烹饪与服法 将红薯洗净、去须和皮，切成小块，放于碗底。将猪排骨洗净、剁成寸半块条；陈皮用水发后沥干，切成细粒，与其余主料、辅料充分拌匀，码味15分钟后，均匀地摆放在薯块上，扣上小碗（减少香气外泄），入蒸锅（笼），大火猛蒸40分钟至骨肉酥烂。热食时再撒些葱花，以增加食欲。

功效 温中化湿，行气消胀，和胃止痛。

适用人群 胃、十二指肠溃疡及胃肠炎伴有中焦寒湿、胃脘腹胀者。

百变搭配 马铃薯、芋头可代替红薯；牛排骨可代替猪排骨。

姜朴炖猪肚

主料 猪肚200克，老姜30克，厚朴10克。

辅料 葱段15克，葱花5克，盐3克，花椒粉1克。

烹饪与服法 将厚朴用少量清水洗去浮尘，老姜洗净，拍碎，装入纱布袋中，扎紧袋口；猪肚洗净，切成二寸长方条，与纱布袋、葱段共入砂锅中，注入清水800毫升，大火烧开后，改小火衡沸1小时至猪肚酥烂。去纱布袋和葱段，将猪肚盛于碗中，加盐、葱花、花椒粉调味即可，细嚼慢咽，热服。

功效 健脾益胃，温中化湿，行气消胀。

适用人群 胃、十二指肠溃疡，胃肠炎患者等。

百变搭配 鸡肫、鸭肫、牛肚可代替猪肚。

荸荠酿猪肚

主料 猪肚1个，荸荠500克。

辅料 胡萝卜200克，食盐少许，葱花适量。

烹饪与服法 将荸荠洗净，削去外皮，入洁净猪肚内，以白棉线缝合切口；放入砂锅内，加水适量，煮沸半小时后，加入洗净，切成斜方块的胡萝卜，继续炖至烂熟。空腹分次服食，食前可在出锅后加少量盐和葱花调味。

功效 补虚健脾，开胃进食，消痞化积，利湿化痰，消补兼施。

适用人群 胃、十二指肠溃疡，胃肠炎病人。

百变搭配 羊肚、鸡肫、鸭肫均可代替猪肚；白萝卜、芥菜等可代替胡萝卜。

鲤鱼冬瓜汤

主料 鲤鱼300克，冬瓜块300克。

辅料 姜片30克，葱白节30克，湿芡粉、盐和葱花各少许，花生油约20克，鲜汤500毫升。

烹饪与服法 取去鳃、鳞和内脏的鲤鱼肉洗净，切成长约2寸、宽1寸的长方条，用盐少许码味，再用湿芡粉上浆备用；冬瓜去皮后，亦切成长方块。炒锅将油烧至七成热时，下姜片、葱白节爆香，注鲜汤约500毫升，煮开后放入上浆鱼块、冬瓜块，炖熟，最后用葱花和食盐调味。空腹或佐餐食之。

功效 健脾补虚，利水消肿。

适用人群 胃、十二指肠溃疡，胃肠炎患者，脾胃虚弱、轻度浮肿者。

百变搭配 鲫鱼、文昌鱼、鳙鱼头可以代替鲤鱼。

黄鸡炖墨鱼

主料 黄鸡1只（约1500克），干墨鱼1个（约250克）。

辅料 茴香15克，胡椒15克，盐适量。

烹饪与服法 鸡宰杀后去毛、内脏，洗净；墨鱼骨研末分为6～8包后备用；墨鱼肉用温水发涨后切长丝，塞在鸡腹内；茴香、胡椒焙干后共研为末分为6～8小袋，备用。将备好的鸡（墨鱼）放入锅内，加足清水，文火炖至骨酥肉烂，加盐调味，分6～8次空腹食用，或佐餐用，早晚各服墨鱼骨粉和茴香粉、胡椒粉1包。

功效 健脾益气，温中止泻。

适用人群 胃、十二指肠溃疡，胃肠炎患者。

百变搭配 服用本方时，应同时摄入用绿色蔬菜烹饪的菜肴。

芋儿烧仔鸭

主料 芋儿500克，仔鸭肉500克。

辅料 生姜片20克，鲜绿色花椒10粒，食盐5克，大葱节20克，豆瓣酱10克，清水或骨汤500毫升。

烹饪与服法 将芋儿刮去外皮，洗净，滚刀法把每个芋儿切成三小块；仔鸭肉洗净后（撕出鸭油放入预热的炒锅中），剁切成寸半见方小块；炒锅将鸭油爆出油状液（香），下辅料（食盐在出锅时才用）煸炒出香味，下仔鸭块，翻炒五六次后放入芋坨，加清水或骨头汤约500毫升，大火烧开后，改小火烧约30分钟，即熟透。用盐调味后空腹食用，或佐餐食用。

功效 健脾益胃，增进食欲，润肠通便。

适用人群 胃、十二指肠溃疡，胃肠炎患者。

百变搭配 山药（鲜）、薯芋（脚板苕）、马铃薯可代替芋儿，仔鸡可替换仔鸭。

青椒炒鳝鱼

主料 鲜活鳝鱼500克，鲜嫩青椒250克。

辅料 生姜50克，红皮小葱两根，食盐5克，花生油适量。

烹饪与服法 将活鳝鱼去鳃、骨和内脏，冲洗干净后，斜切成约1寸半长的菱形块状；生姜洗净切成薄片（或长丝）、红皮小葱洗净后切成寸段，青椒洗净后切成长丝。油在炒锅中烧至七成热时，下生姜、青椒丝煸出香味，放入鳝鱼块翻炒至熟，再放入盐炒匀即成。空腹或佐餐食用。

功效 高蛋白低脂肪、高维生素菜肴，开胃消食，和中益脾，有增强机体免疫力的功效。

适用人群 胃、十二指肠溃疡，胃肠炎患者伴有糖尿病者。

百变搭配 鳅鱼可替换鳝鱼。

笋菇肉片

主料 莴笋300克，鲜香菇200克，猪瘦肉100克。

辅料 生姜片10克，葱节10克，湿芡粉20克，花椒5粒，食盐5克，花生油适量，新鲜肉汤50毫升。

烹饪与服法 莴笋去老叶后去皮，和嫩叶一起洗净，将嫩茎切成薄片、叶切成寸半节；鲜香菇去根蒂后洗净，切成薄片；猪瘦肉洗净后切片，用盐1克码味4分钟后，再用湿芡粉上浆。油在炒锅中烧至七成热后，下姜片、葱节、花椒爆出香味时，放入上浆肉片翻炒变成白色，即下香菇片、莴笋片翻炒几下，注入新鲜肉汤约50毫升，加盖焖2分钟，放盐炒匀即成。空腹或佐餐食用。

功效 益气养胃，增强食欲；兼有降血压作用。

适用人群 胃、十二指肠溃疡，胃肠炎及正常人血压偏高者。

百变搭配 木耳（黑）、草菇、牛肝蕈等可代替香菇；禽瘦肉、兔肉可代猪瘦肉。

竹笋肉片

主料 鲜毛竹笋300克，猪瘦肉100克，干虾仁10克，鲜韭菜10克。

辅料 食盐5克，味精1克，花生油适量，湿荠粉20克，鲜汤100毫升。

烹饪与服法 将毛竹笋剥去笋壳，洗净，在沸水中氽一下后斜切成薄片；猪瘦肉洗净后切成薄片，用盐1克码味后，用湿荠粉上浆；虾仁用温水发涨后，沥干；鲜韭菜用水洗净后，切成寸段。将油在炒锅中烧至七成热时，将肉片翻炒至变成白色，放入竹笋片、虾仁和盐，注入鲜汤约100毫升，翻匀后加盖焖5分钟，加入韭菜，翻炒均匀，加味精、盐调味即成。空腹食或佐餐食用，细嚼慢咽。

功效 健胃益气，补精养心，润肠通便。

适用人群 胃、十二指肠溃疡，胃肠炎患者。

百变搭配 箭竹笋、斑竹笋可替换毛竹笋，禽肉、兔肉可代替猪肉。

萝卜骨头汤

主料 白萝卜500克，猪棒子骨（带肉）500克。

辅料 生姜30克，盐3克。

烹饪与服法 将白萝卜洗净后切成寸半方条，生姜洗净、拍破（碎），猪棒子骨洗净后砸破并剁切成数节，共入锅内，大火烧沸后，改为小火煮至骨肉分离时，加盐调味。空腹食或佐餐食用。

功效 健胃消食，强筋健骨，消胀化滞。

适用人群 胃、十二指肠溃疡，胃肠炎患者。

百变搭配 胡萝卜可替换白萝卜；若添加金针菇等鲜菇100克，其效更佳。

萝卜酸梅骨头汤

主料 白萝卜500克，酸梅8个，猪棒子骨500克。

辅料 生姜30克，盐3克，葱花5克。

烹饪与服法 将白萝卜洗净，切成寸半长方条，酸梅洗去浮尘，猪棒子骨洗净后砸破，生姜洗净后拍破，共入锅中，加足清水，炖至骨酥肉烂时，加盐和葱花，空腹热食。

功效 宽中行气，化积消滞，清热化痰，下气生津，强筋健骨。

适用人群 胃、十二指肠溃疡伴消化不良或因饱食引起的气逆、胸闷、烧心、腹胀等症。

百变搭配 添加香菇或草菇、金针菇100～200克，其效更佳。

第三章 慢性胃炎

慢性胃炎是由不同病因引起的胃黏膜慢性炎性病变。临床很常见，发病率随年龄增长而增高。临床分为慢性浅表性胃炎，慢性萎缩性胃炎（A型、B型）。其病因包括幽门螺杆菌（HP）感染、理化因素损伤（如长期过热或过冷或过咸的饮食，刺激性强的食品、调味品，酒精及含酒精的饮料，吸烟，十二指肠液和胆汁反流等）、免疫机制异常、年龄增长、胃黏膜营养因子和防御因子缺乏等。

一、临床表现与诊断

（1）病史 详细询问有关上腹痛、消化不良、呕血、黑粪等症状及症状演变情况；平时饮食习惯，是否常进食过冷、过热、过咸、过硬、辛辣厚味饮食；有无烟酒嗜好及长期服用刺激胃黏膜药物（如阿司匹林、吲哚美辛、激素）史；有无口腔及上呼吸道慢性感染史及胃部手术史。

（2）临床表现 慢性胃炎缺乏特异性症状。多数患者常无症状或有程度不等的消化不良症状，如上腹疼痛、食欲减退、餐后饱胀、反酸、恶心等，且进餐后症状加重。慢性萎缩性胃炎因病变部位不同而有不同的症状，如胃体胃炎消化道症状较少，可有厌食、体重减轻、贫血等；胃窦胃炎则消化道症状较明显，可出现类似消化性溃疡的症状，体检时多无明显体征，有时仅有上腹部轻度压痛。

（3）常用检查 胃液分析、胃镜检查及活检有助于慢性胃炎的诊断。

二、防治措施

① 科学饮食很重要，患者应避免粗糙、辛辣和过热、过咸的饮食，戒烟酒，避免精神紧张，避免或慎用损伤胃肠黏膜的药品，如非甾体抗炎药（阿司匹林、

吲哚美辛、保泰松等）、降压药利血平，某些抗生素（红霉素、四环素、多西环素等）和其他对胃黏膜刺激性大的药物。

② 对伴有胃黏膜上皮化生及异型增生者，应定期复查胃镜，注意观察病人全身情况。

三、西药治疗

可选用胃黏膜保护药对症治疗，能预防和治疗胃黏膜损伤，保护胃黏膜，促进组织修复和溃疡愈合。

（1）**硫糖铝**　用于治疗胃、十二指肠溃疡及胃炎。一般饭前1小时及睡前服用1克，3～4次/天。嚼碎与唾液混匀，或研成粉末后服下能发挥最大药效。一般在治疗收效后，应继续服用数日，以免复发，但连续应用不宜超过8周。

（2）**胶体果胶铋（胶态果胶铋）**　适用于慢性胃炎及缓解胃酸过多引起的胃痛、胃烧灼感和反酸。成人1次120～150毫克（以含铋量计），4次/天，分别于三餐前1小时及临睡前服用，或遵医嘱，疗程一般为4周。服用本品期间患者的大便可呈黑色，偶可引起可逆性精神失常，长期大量服用，可引起便秘和碱中毒。肠道高位阻塞性疾病、发热和3岁以下儿童禁用本品。细菌性肠炎宜先控制感染后再使用本药。

（3）**吉法酯**　对胃、十二指肠溃疡，急慢性胃炎伴胃酸过多、胃灼热、腹胀、消化不良、空肠溃疡及痉挛等有良好效果。成人治疗性用药口服2片（每片0.4克，内含吉法酯50毫克、铝硅酸镁50毫克），3次/天，一般疗程为1个月，病情严重需服2～3个疗程。对于一般胃不适、胃酸过多、胃痛，应服至症状消失2～3天后停药。儿童用量减半，或遵医嘱。

（4）**铝碳酸镁**　又名碱式碳酸铝镁（达喜）。一般口服1.0克（2片），3次/天，饭后1小时服用。若需服用四环素，合用时应间隔2小时以上。

（5）**雷尼替丁枸橼酸铋（枸橼酸铋雷尼替丁）**　适用于以胃黏膜糜烂、出血或以烧灼（烧心）、反酸、上腹饥饿痛为主的慢性胃炎。成人常用量口服0.35克（胶囊）或0.4克（片剂），2次/天，疗程不宜超过6周，与抗生素合用的剂量和疗程应遵医嘱。

四、中医药治疗

① 荜澄茄、广木香、紫豆蔻各等份，烘（晒）干共研细末，每服5克，每日2次。适用于慢性胃炎属胃寒痛者。

② 杏仁10克，白胡椒5克，白蔻仁5克，共研细末，分3次服。适用于慢性

胃炎属虚寒胃痛者。

③ 娑罗子50克，广木香25克，香附25克，共研细末，每服3～5克，每日服3次。适用于慢性胃炎属气滞胃痛者。

④ 海螵蛸（乌贼骨）15克，大贝母50克，大黄25克，共研细末。每服3～5克，每日服2次。适用于慢性胃炎胃痛、吞酸症状较显著者。

⑤ 鸡蛋壳、佛手花各适量，共炒黄，研细面，每服5～8克。适用于慢性胃炎症见胃酸过多、胃痛者。

⑥ 白蔻仁10克，鸡内金10克，连翘10克，黄连8克，共研细末，每服3～5克，每日服2次。适用于以胃热纳少、吞酸嘈杂为主要症状的慢性胃炎患者。

⑦ 石斛10克，佛手10克，麦冬8克，糯米根10克，浓煎服。适用于胃酸缺乏者。

五、饮食原则与食疗药膳方

1.饮食原则

（1）慢性浅表性胃炎饮食原则

① 少量多餐，5～6餐/天；可增加无糖牛奶、苏打饼干、馒头等，以及奶油和黄油，后者可抑制胃酸分泌。

② 烹饪方法，宜选用烩、氽、蒸、熬、煮等，忌用炸、熘、煎、凉拌等。

③ 限制含食物纤维多的蔬菜、咖啡、浓茶、烈酒、芥末，以及过酸、过辣、过咸、过甜、过冷、过烫的食物。

（2）萎缩性胃炎饮食原则

① 宜选用含优质蛋白的食物和含铁丰富的食物，可选用新鲜蔬菜，如油菜、菠菜、番茄、胡萝卜、莲藕等，以及肉汁、浓肉汤、骨头蘑菇汤等。

② 选易于消化的食物，可适量增加醋调味以助消化，烹饪油不宜过多；忌油腻厚味和刺激性强的食物。

③ 限制含碱多，以及可抑制胃酸分泌的食物，如加碱面条、馒头、奶油、黄油等。

④ 少食多餐，每天6餐。

2.食疗药膳方

粳米面山药粥

主料 粳米60克，炒面粉20克，山药粉20克。
辅料 白糖或食盐、小葱花各适量。

烹饪与服法 将粳米淘净，加水适量于砂锅内熬成稀烂粥，然后徐徐放入炒面粉和山药粉，加锅盖再煮沸2分钟，最后再用辅料调味，温热空腹食之，每日1剂。

功效 补中益气，健脾养胃，止泻防痢。

适用人群 慢性胃炎患者。

百变搭配 鲜汤、骨肉汤可代替清水；青稞面所含微量元素比面粉丰富，玉米粉、荞麦粉等均可代替炒面粉，其效果更好；若在出锅前5分钟加入洗净切碎的嫩绿菜叶煮沸食用，对恢复胃肠正常蠕动功能，加强维生素等营养成分的均衡效果更好。

三鲜豆腐（汤）

主料 白玉豆腐500克，冬笋30克，蘑菇30克，香菇30克。

辅料 新鲜骨肉汤250毫升，精盐50克，胡椒粉1克，鸡精3克，花生油50克，芝麻油8克，葱花5克，姜片、葱白段各10克，湿芡粉20克。

烹饪与服法 将白玉豆腐切成约3厘米见方小块，放入清水中漂20分钟，沥干；将冬笋、蘑菇、香菇均切成片。净锅置中火上，下油烧至五成热；放入姜片、葱白段煸出香味；加冬笋片、蘑菇片、香菇片炒几下后，注入新鲜骨肉汤、精盐、胡椒粉、豆腐块煮沸（可拣去姜、葱，亦可不拣）；加鸡精调味，加葱花并淋芝麻油，勾芡后推匀出锅装大瓷碗，空腹或佐餐热食。

功效 补中益气，健脾养胃，保肝润肠。

适用人群 慢性胃炎患者。

百变搭配 蘑菇包括草菇、口蘑、牛肝蕈、平菇（凤尾菇）、松茸、鸡枞菌等，可互换；冬笋可用兰竹笋、斑竹笋等更换，可烹饪出多种美味佳肴。

八味猪排

主料 猪肉排骨500克，神曲1块，麦芽20克，白术10克，山药粉150克，厚朴10克，陈皮5克，吴茱萸5克，广藿香10克，洗净的绿叶蔬菜（以香菜两株为佳）。

辅料 细姜末20克，细葱花20克，鸡精3克，精盐5克，番茄酱30克。

烹饪与服法 将猪肉排骨洗净，切开每根排骨，再斩成寸半长条；将八味中药拣去杂质，焙（烘）干后打成细粉；将全部辅料（部分葱花）与猪排段混均码味15分钟，再用药粉拌匀，整齐摆放盘中并加盖，置旺火笼内蒸酥透（约40分钟），取出，再将绿叶菜摆于蒸排骨的周围，排骨上再撒少许细葱花即成。空腹或佐餐温热食用，细嚼慢咽。

功效 健胃和中，顺气化滞。

适用人群 慢性胃炎、胃溃疡病人及消化不良、体虚者。

百变搭配 牛排替换猪排，其效亦佳。

核桃（胡桃）药粥

主料 核桃（胡桃）仁60克，怀山药80克，粟米80克。

辅料 鲜猪棒子骨1根（带肉约500克），葱花5克，去皮独蒜3个，食盐3克。

烹饪与服法 将核桃仁用清水洗去浮尘，连皮捣烂，怀山药（鲜品可用100～150克）刮去外皮、洗净、切块；粟米淘洗干净；猪棒子骨洗净、砸破、剁切成2寸长段；去皮独蒜洗净，共入锅内，加水约2000毫升，文火熬至骨肉分离和粥烂，弃骨；加盐和葱花调味，温热空腹时食之，日服2次。

功效 补脾胃，益肺肾，润肠通便。

适用人群 慢性胃炎等慢性胃肠病患者，伴有石淋、砂淋、脾虚腹泻、肺虚咳嗽、糖尿病、小便频数等患者。

百变搭配 糯米、粳米可代替粟米；以黑米为佳。

粟骨糯米粥

主料 粟仁（去壳）60克，糯米100克，猪棒子骨（带肉）500克。

辅料 生姜30克，葱花5克，盐3克。

烹饪与服法 猪棒子骨洗净、砸破，剁切成2寸长段，与淘洗干净的粟仁、糯米、生姜（拍破）共入锅内，注入清水约1500毫升；大火烧沸后，改为文火熬至骨酥肉烂的稀烂粥，加入盐和葱花调味，温热空腹食之，日服1次。

功效 益气健脾胃，补肾强腰膝，止泻。

适用人群 慢性胃炎引起的脾胃虚弱、消化不良、呕吐、泄泻。

百变搭配 牛排、羊骨等亦可代替猪棒子骨；黑米可代替糯米。

益智仁药粥

主料 猪棒子骨500克，益智仁12克，山药30克（鲜品100克），糯米80克。

辅料 老生姜30克，葱花5克，盐3克。

烹饪与服法 将益智仁研为细末，糯米淘洗干净，猪棒子骨砸破，剁成2寸长段，老生姜洗净、拍碎共入锅内，注入清水2000毫升，大火烧开后放入山药（鲜品去皮、洗净、切块），改为小火熬至骨肉分离的稀烂粥。加盐和葱花调味，温热食之，日服2次，每次送服益智仁末6克。

功效 温脾止泻，补肾固精，缩小便，止肺虚咳。

适用人群 慢性胃炎伴脾胃虚寒、食少多梦，或腹部冷痛、腹泻者；糖尿病、小便多的病人亦可食用。

百变搭配 粳米、荞麦等粗粮可代替糯米。

绿豆南瓜汤

主料 绿豆50克，老南瓜500克，猪棒子骨500克。

辅料 食盐3克。

烹饪与服法 将绿豆淘洗干净；猪棒子骨洗净、砸破后与绿豆共入锅中，注入清水1000毫升，大火烧开后，改为小火煮半小时，加入去皮、切成寸半见方的老南瓜块（选择"上霜重"，瓜皮下呈现明显的"深绿色线纹"为上品）。再衡沸半小时，即骨酥肉烂，绿豆爆腰，瓜块熟透，加盐调味，空腹食用。

功效 清胃热，降血脂，降血糖，补肾气，润大肠。

适用人群 慢性胃炎伴有糖尿病、高血脂及腰膝酸软、便秘者。

百变搭配 猪排骨可代替猪棒子骨。

山药萝卜炖猪骨

主料 鲜山药200克，白萝卜500克，带肉猪棒子骨500克。

辅料 姜片10克，葱节20克，食盐3克。

烹饪与服法 将山药、白萝卜分别刮洗干净，切成寸半见方小块；将猪棒子骨洗净，砸破，共入锅内，注入清水约800毫升，大火烧开后，改小火炖50分钟，加入姜片和葱节再煮5分钟，加盐调味即成。空腹食用。

功效 补骨养胃，滋肾益精，化食消积。

适用人群 慢性胃炎、肠炎及体弱多病者，减肥健身者。

百变搭配 薯芋、山芋可代替山药；猪排骨可代替猪棒子骨；胡萝卜可替换白萝卜。

莲枸山药炖猪肚

主料 莲子30克，枸杞子20克，山药60克，猪肚1个，糯米100克。

辅料 姜末15克，食盐5克，葱花、花椒粉各适量。

烹饪与服法 将猪肚反复刮揉（加醋或清油少许）冲洗干净；糯米淘洗干净后，与洗去浮尘的莲子、枸杞子、山药和姜末拌匀，塞入猪肚内，用白线缝好肚口，放砂锅内，注入清水约1000毫升，大火烧开后去浮沫，加盖，改小火炖，宜翻转猪肚2～3次，直至猪肚酥烂，取出猪肚切块，将糯米饭和主药盛于大盘中，撒上葱花、盐和花椒粉，分次空腹食用，热汤送服。

功效 健脾养胃，益肝肾，增强机体免疫力。

适用人群 慢性胃炎、肠炎病人，免疫力低下者。

百变搭配 取出药肚后，加入洗净切成寸段长的莴笋叶（或生菜叶）300克煮熟食用（同食），增加维生素和膳食纤维，其效更好。

山药黄芪煲肚片（药芪肚片）

主料 山药30克，黄芪30克，猪肚片100克。

辅料 姜末5克，葱花5克，食盐3克。

烹饪与服法 将山药、黄芪用清水洗去浮尘后，与备好的猪肚片、姜末煲汤炖熟透，放盐和葱花调味，空腹热食。

功效 健脾养胃，消食化积，增强机体免疫力。

适用人群 慢性胃炎及脾胃虚弱、消化不良、消瘦乏力者。

百变搭配 在取出炖主料的剩汤中，加入洗净的鲜嫩的小白菜和菠菜等（增加维生素和膳食纤维）煮熟同食，其效更好。

山药肉菜汤

主料 山药（鲜）100克，山楂（鲜）30克，猪瘦肉150克，莴笋叶150克。

辅料 料酒10克，姜末、精盐各5克，葱花（末）10克，味精2克，湿芡粉20克。

烹饪与服法 将鲜山药刮洗干净，切片；鲜山楂洗净，切片；莴笋叶洗净，切寸段；猪瘦肉洗，切片，下锅前5分钟加盐2克、葱末5克、味精0.5克、料酒10克拌匀后，加湿芡粉上浆，待用。将山药、山楂同放炖锅内，加入余下的盐和清水约800毫升，大火烧沸后，下上浆肉片、姜末，改小火煮熟透后，放莴笋叶，再煮沸后放入其余全部辅料，即成。空腹温热服食，细嚼慢咽，每日1剂。

功效 滋阴健脾，开胃消食，促胃肠蠕动并恢复胃肠功能。

适用人群 慢性胃炎患者，其他胃肠疾病患者。

百变搭配 鸡肉、鸭肉可代替猪肉。

鱼腥草（蕺菜）拌莴笋

主料 鲜鱼腥草（蕺菜）、莴笋叶各250克。

辅料 白糖、芝麻油各5克，精盐、味精、绍酒、花椒粉各适量。

烹饪与服法 将鲜鱼腥草、莴笋叶分别择洗干净，沥干后在沸水中汆一下，杀死寄生虫卵，沥干后切段，与辅料拌匀，空腹食，细嚼慢咽。

功效 清热解毒，消食，利水，减肥。

适用人群 慢性胃炎患者，肥胖者也可食用。

百变搭配 刺苋菜、马齿苋可替换鱼腥草；生菜可代替莴笋叶。

山药烧排骨

主料 山药250克，猪肉排骨250克，黄豆芽300克。

辅料 料酒、酱油各10克，白糖10克，精盐3克，姜片、葱节各5克，味精1克，花生油、醋、湿芡粉各适量，鲜汤50～100克。

烹饪与服法 将山药刮洗干净，切滚刀块；猪肉排骨洗净，剁成寸段；油在炒锅中烧至六七成热时，下姜片、葱节爆香，随即放入排骨、料酒炒变色，加入山药块、酱油、白糖、醋、鲜汤，加盖烧熟，放入黄豆芽和盐、味精，下入湿芡粉收汁即成。空腹温热食之，细嚼慢咽服下。

功效 滋阴健胃，补益气血，保健强身，促进胃肠正常蠕动。

适用人群 慢性胃炎病人。

百变搭配 可加乌梅1～2个；可同食蔬菜菜肴。山药饮片（干品）50克与鲜品250克相当。

山药砂仁藕骨汤

主料 鲜山药200克，鲜藕200克，带肉猪骨500克。

辅料 姜片、葱节各5克，盐5克，料酒10克，味精、胡椒粉各1克。

烹饪与服法 鲜山药刮洗干净，切滚刀块；鲜藕洗净，拍酥（碎）；带肉猪骨洗净，砸破，剁成5厘米长小段（节），用料酒和盐码味15分钟，共入砂锅内，加姜片、葱节，注入清水1000克，炖至熟透后加味精、胡椒粉调味，空腹温热食之，细嚼慢咽服下。

功效 滋阴健脾，益气补血，保健强身。

适用人群 慢性胃炎患者。

百变搭配 可用菱替换藕；可配芡实20克、小白菜或莴笋叶100克。

豆蔻砂仁骨汤

主料 白豆蔻10克，砂仁6克，带肉猪骨500克。

辅料 盐5克，姜片10克，葱节10克，料酒10克。

烹饪与服法 将白豆蔻、砂仁装纱布袋中，扎紧口袋；带肉猪骨洗净、砸破，剁成5厘米长小段（节），共入砂锅内，放辅料（料酒宜与猪骨码味15分钟），注入清水约800克，加盖炖至骨肉分离时，弃纱布药袋；空腹温热食肉、饮汤。每1～2日1剂。

功效 补脾益胃，理气血，消积食。

适用人群 慢性胃炎患者。

百变搭配 可配黄豆芽、菜叶煮沸食用。

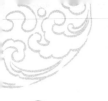

螺（蛳）肉扁豆汤

主料 螺（蛳）肉200克，扁豆200克。

辅料 食用油适量，盐3克，姜片10克，葱节10节，味精1克，鲜汤800克，料酒10克，芡粉10克。

烹饪与服法 扁豆发涨、淘洗干净；螺肉洗净，切片，与盐、料酒码味15分钟，用芡粉上浆，待用。姜片和葱节在热油锅中煸香后注入鲜汤烧沸，下螺肉片，炒散变色后放入扁豆，加盖炖至熟，用味精调味后，空腹温热服食。每日1剂。

功效 滋补脾胃，清热利水。

适用人群 慢性胃炎（因精神紧张、压力过大者，肝气郁结）者、消化不良者、厌食者。

百变搭配 尽可能食用由绿色菜叶、谷类等烹饪的半流质饮食。螺肉分海螺肉、田（塘）螺肉、溪螺肉，均可食用。蚌肉可替换螺肉。

肚条豆芽鱼腥草

主料 猪肚条200克，黄豆芽200克，鱼腥草200克。

辅料 酱油、醋、白糖、盐、葱末、姜末各适量，味精1克，花生油5克，蒜泥15克。

烹饪与服法 将半成品猪肚条洗一下，在沸水中煮熟透；黄豆芽和鱼腥草择洗干净后，在沸水中焯一下，沥干，切成5厘米长小节，共入盘中，加入所有辅料拌匀，空腹细嚼慢咽服食。每日1剂。

功效 健胃补脾，清热解毒，促胃肠正常蠕动。

适用人群 慢性胃炎、消化不良等患者。

百变搭配 牛肚条、羊肚条可代替猪肚条。

葱酥鲫鱼

主料 鲫鱼2尾（约500～600克），葱节100克。

辅料 泡椒25克，泡姜片25克，盐5克，白糖、醋各5克，味精2克，鲜汤500克，花生油适量，料酒10克。

烹饪与服法 鲫鱼去鳞、鳃、内脏后充分洗净，用盐、料酒码味，浸渍约15分钟；油在炒锅中烧至七成热时，放入鲫鱼炸至色黄，紧皮时捞出。锅内留油约50克，下葱节、泡姜片、泡椒爆香，离火源取出一半葱、椒、姜片，留一半垫于锅底，将炸鱼放在葱、椒、姜片上，取出的另一半盖在炸鱼上，小火加入鲜汤和糖、醋、味精等，慢熠收汁，出锅装盘。空腹温热服食。细嚼慢咽或佐餐食用。每1～2日1剂。

功效 开胃健脾，消食化积。

适用人群 慢性胃炎病人，食欲不振者。

百变搭配 鲳鱼、鳝鱼、鲤鱼等可代替鲫鱼。

三菇烧豆腐

主料 新鲜白蘑菇、草菇、香菇各100克，南豆腐一块（约500克），火腿丁50克，猪瘦肉50克，鲜汤300克。

辅料 食盐5克，五香豆瓣酱20克，生姜片、葱节各20克，味精2克，胡椒粉、花椒面各1克，香油5克，花生油适量，湿芡粉适量。

烹饪与服法 南豆腐切成3厘米见方小块，入沸水焯一下，沥干；猪瘦肉洗净、切薄片，加盐1克，胡椒粉、花椒面拌匀，湿芡粉上浆；三种鲜菇分别洗净（去根蒂），对切成两半，待用。将油在锅内烧至六七成热时，分先后下生姜片、葱节、五香豆瓣酱爆出香味，下火腿丁翻炒，放入鲜菇翻匀，加入鲜汤，中火烧沸几分钟后，加入豆腐小块，改小火焖（沸）15分钟，加入上浆肉片，分散摆放在鲜菇和豆腐上面，加盖焖3分钟，放剩下的全部辅料，翻匀出锅，盛于大盘。空腹温热食之。每1～2日1剂。

功效 开胃健脾，补益气血，保健强身，增强免疫力。

适用人群 慢性胃炎患者，体虚者。

百变搭配 牛肝蕈、猴菇、鸡枞菌等及本方三菇之一交替烹饪，每次单用500克成佳肴，其效相近。

健脾益气面

主料 上等湿面条200克，豆芽100克，鲜香菇50克，黄花菜10克，鲜嫩子姜10克。

辅料 泡酸萝卜丝10克，盐2克，味精2克，鲜汤200克，素油、白酱油各适量。

烹饪与服法 将香菇、嫩子姜洗净，切成丝。豆芽去根洗净。黄花菜洗净，放沸水汆一下，取出切成短节。净锅内下素油约30～50克，烧至六七成热时，下姜丝、泡酸萝卜丝炒几下，加入鲜香菇、黄花菜炒几下；放入豆芽、鲜汤约200克及全部辅料，翻匀焖熟透，盛于大碗中；加入另锅内煮三沸熟透的面条，拌匀热食。每日1剂。

功效 健脾益胃，保健强身。

适用人群 慢性胃炎病人，体虚者。

百变搭配 配用绿叶菜100克，营养均衡。

土豆烧牛肉

主料 牛肉200克，土豆500克，草果1～2个。

辅料 姜末10克，葱节10克，食盐3克。

烹饪与服法 草果洗去浮尘；土豆洗净后滚刀法斜切成块；牛肉洗净后切成寸半方块；共入锅内，注足清水，煮沸半小时后加姜末翻匀；再烧半小时后加葱节和盐，烧熟透后空腹热食，细嚼慢咽。弃草果。

功效 补脾胃，益气血，强筋骨，增强免疫力。

适用人群 胃肠炎、溃疡病恢复期病人。

百变搭配 猪瘦肉、禽肉可代替牛肉。

鹧鸪章鱼煲玉竹

主料 鹧鸪1只，章鱼1条（约200克），玉竹50克。

辅料 姜片10克，花椒10粒，食盐3克。

烹饪与服法 将鹧鸪宰杀后，去毛和内脏，冲洗干净；章鱼（鲜品）去污物和内脏后洗净，若为干品则用温水发涨后洗净；玉竹用清水洗去浮尘，共入砂锅内，注足清水，加入姜片、花椒、食盐煲汤或炖食。空腹细嚼慢咽，分次徐徐服用。

功效 补益气血，养阴润燥，健脾开胃。

适用人群 慢性胃炎、肠炎、气血两虚及脾胃功能低下者。

百变搭配 鹌鹑可代替鹧鸪。鹧鸪肫处理干净后可一起烹饪煲熟食用。

鹌鹑墨鱼煲高良姜

主料 鹌鹑1只，墨鱼1条（约150克），高良姜30克。

辅料 姜片5克，花椒10粒，食盐3克，葱花5克。

烹饪与服法 与前述"鹧鸪章鱼煲玉竹"相同，从略。墨鱼骨研末另用，炎症较重者，可在餐前1小时和晚上睡前服10克，温开水（汤）送服。

功效 健脾开胃，益气养血，增强免疫力。

适用人群 慢性胃炎、肠炎病人及免疫力低下者。

百变搭配 同食用绿色新鲜蔬果烹饪而成的菜肴，其效更好。

龙眼山药炖甲鱼（鳖）

主料 甲鱼（鳖）1只（约500克），龙眼50枚，鲜山药500克。

辅料 食盐3克，葱花适量，花椒15粒。

烹饪与服法 将鲜山药（干品50克）刮洗干净，切块；龙眼（桂圆）去壳；鳖在清水中刷洗干净后放入锅中，加水约500克，盖好锅盖，小火将甲鱼煮死，去内脏污物后洗净，剁成小块，复入锅内，加入煮甲鱼的澄清水和清水共约1000克，再放入备好的龙眼肉、山药、花椒煲汤炖熟透即成。温服时加盐和葱花调味。空腹分次服食，细嚼慢咽，徐徐服食。

功效　补脾胃，益心肺，滋肺肾。

适用人群　慢性胃炎及免疫力低下者。

百变搭配　同时食用绿色蔬菜制作的佳肴，其效更好。

沙参玉竹炖鸭

主料　老雄鸭1只，沙参50克，玉竹50克。

辅料　生姜片20克，鲜绿花椒20粒，盐适量，葱花适量。

烹饪与服法　老雄鸭宰杀以后，去毛、内脏中的污物和粪便；冲洗干净后撕去明显的油脂，切小块，熬出化油另用；鸭肉切块，与洗去浮尘的沙参和玉竹及姜片、花椒共入锅内，煲汤炖至骨酥肉烂即成。空腹分次温服，食前可加盐和葱花调味，细嚼慢咽，徐徐服食。

功效　滋阴润燥，清热去火，滋补养身。

适用人群　胃阴虚所致慢性胃炎、便秘者，肺阴虚所致咳喘及体弱免疫力低下者。

百变搭配　处理冲洗干净的鸭肫切成鸡冠状薄片；鸭心、鸭肝、鸭肺亦切片，鸭肠切段；与青椒丝、嫩生姜丝、生菜叶合炒为佳肴，佐餐食用，亦有开胃健脾、增进食欲之效。

白果莲子炖鸡

主料　白果仁20粒，莲子50克，鸡肉200克。

辅料　姜片10克，花椒10粒，葱白10克，食盐3克。

烹饪与服法　所有主料用清水洗净后，共入锅内，加水约800毫升，放姜片、花椒，小火炖致骨酥肉烂，加葱白（切成细末）和盐即成。空腹热食，每日1剂。

功效　健脾固肾，收涩止带。

适用人群　对慢性胃炎妇女伴腰膝酸软，带下量多、清稀无臭，面色苍白、神疲乏力等症有较好的疗效。

百变搭配　鹌鹑1只代替鸡肉200克，其效更好。

香菇萝卜骨头汤

主料　鲜香菇500克，白萝卜500克，猪骨（带肉）500克。

辅料　生姜片50克，花椒20粒，食盐3克，葱花适量。

烹饪与服法 鲜香菇去根蒂，洗净；白萝卜洗净，切块；猪骨洗净，砸破后剁成段；共入锅内，加生姜片、花椒，大火烧沸后用网勺撇去浮沫，改为小火炖至骨酥（骨肉分离）即成。空腹食用，食前加盐和葱花调味，细嚼慢咽，徐徐服食。每日服1剂。

功效 健胃消食，养生减肥，增强免疫力。

适用人群 慢性胃炎、肠炎病人，免疫力低下者。

百变搭配 金针菇可代替香菇；添加大蒜或独蒜50克，效果更好。

金针菇炖猪肚

主料 金针菇500克，猪肚300克。

辅料 大蒜50克，生姜片20克，花椒10粒，胡椒10粒；葱花、盐各适量。

烹饪与服法 将金针菇去根蒂，洗净；猪肚洗净，切成长条；大蒜去外皮后与金针菇、肚条共入锅内，注入清水约800毫升，大火烧开后，去浮沫，加入生姜片、花椒、胡椒，改文火炖至熟透即成。空腹热食，食前加盐和葱花调味，细嚼慢咽，徐徐服下。

功效 益脾养胃，消食化积。

适用人群 慢性胃炎、肠炎、免疫力低下者及健身减肥者。

百变搭配 草菇、茶树菇、口蘑、平菇等食用鲜菇可代替金针菇。

番茄豆腐肉片汤

主料 红番茄1个，豆腐300克，猪瘦肉片100克，骨头鲜汤500克。

辅料 姜末5克，葱末5克，胡椒粉1克，盐3克，淀粉15克，花生油适量。

烹饪与服法 红番茄切块，豆腐切块，备用；淀粉加少量水成浆，与猪瘦肉片、姜末、葱末、胡椒粉拌匀，码味5分钟；油在炒锅中烧至七成热时，将码过味的肉片炒散，变成白色时注入骨头鲜汤，烧开后加入番茄和豆腐块，煮沸5分钟即可食用。空腹热食或佐餐食用。

功效 温补脾胃，益气和中，生津止渴。

适用人群 慢性胃炎、肠炎、溃疡病患者。

百变搭配 鸡胸肉、鸡肫、鸭肫、鹅肫代替猪瘦肉，其效更好。

此外，"胃、十二指肠溃疡用药膳食疗方"中的砂曲蒸鱼、山药黄芪炖猪肚、姜朴炖猪肚、芋头蒸鲫鱼、莲麦鸭汤、茭菇肉片、香菇肉片汤、荸荠酿猪肚、青椒炒鳝鱼、笋菇肉片等方剂，均可用于慢性胃炎病人食用，从略。

第四章 急性胃炎

急性胃炎是指各种病因引起胃黏膜或胃壁的急性炎症。临床以细菌及其毒素引起的急性单纯性胃炎最为常见，柯萨奇病毒和轮状病毒致病也有报道。急性胃炎由不洁饮食引起的多表现为急性腹痛、恶心、呕吐等，常合并急性肠炎，由于急性发病，症状明显，过程短暂而易引起患者注意；而非甾体抗炎药（如吲哚美辛、水杨酸制剂、阿司匹林、保泰松）和急性应激引起的多表现为糜烂出血性胃炎（急性胃黏膜病变），由于症状不明显或被基础疾病症状掩盖，多易忽视，仅在发现消化道出血时才引起重视。胃镜检查可明显提高诊断率。

一、临床表现与诊断

（1）**临床表现** 多为急性起病，发病前多有一定诱因，外因如进食过冷、过热或粗糙的食物、酗酒、不洁饮食史、服用非甾体抗炎药或糖皮质激素；内因如全身性感染、严重创伤、颅内高压、严重灼伤、大手术、休克、过度紧张劳累等。主要表现为上腹不适、腹痛、恶心、呕吐、食欲减退、上腹痛、发热等。体格检查可有中上腹或全腹压痛，肠鸣音亢进等。

（2）**实验室检查** 患者出现白细胞计数多正常或轻度升高，呕吐物或大便培养可发现致病菌，重症患者可出现电解质紊乱，心电图改变。胃镜检查可发现黏膜充血、水肿、斑点状出血或糜烂，表面覆盖灰黄色或白色渗出物，有助于诊断。

二、防治措施

① 注意饮食卫生，应避免不洁、辛辣、过热、过冷及过咸食物；戒烟限酒；

宜选择细软、低脂易消化食物；去除诱发病因，包括停服损伤胃肠黏膜的药物（如阿司匹林、保泰松、吲哚美辛等）。

② 根据病情对症选用胃黏膜保护药、抑酸药、解痉药等。有肠道症状者，应根据不同的致病微生物，选择敏感的抗生素治疗。

三、西药治疗

1.胃黏膜保护药

（1）**硫糖铝**　用于治疗胃、十二指肠溃疡及胃炎。成人饭前1小时及睡前服用1克，3～4次/天；症状控制后改为2～3次/天，均饭前1小时或睡前服用。

（2）**枸橼酸铋钾**　用于治疗慢性胃炎及缓解胃酸过多引起的胃痛、胃烧灼感和反酸；用于幽门螺杆菌相关的胃、十二指肠溃疡，慢性胃炎等，与抗生素联用，根除幽门螺杆菌。①保护胃黏膜，4次/天，1次颗粒剂1包（或胶囊剂1粒），前3次于餐前半小时服，第4次于晚饭后2小时服用；或2次/天，早晚各服2包颗粒剂（或胶囊剂2粒），28天为1个疗程，如继续服用应遵医嘱。②与抗生素合用，杀灭幽门螺杆菌，2次/天，早餐各服颗粒剂2包（或胶囊剂2粒）；疗程为7～14天，应遵医嘱。

（3）**胶体果胶铋（胶态果胶铋）**　适应证和作用与枸橼酸铋钾相同。①消化性溃疡和胃炎，1次120～150毫克（以含铋量计），4次/天，分别于三餐前1小时及睡前1小时服用；4周为1个疗程。②并发消化道出血者，将胶囊内药物倒入少量温开水中，搅匀后服用，将1日剂量1次服完。

2.抗酸药（抑酸剂）

（1）**中和胃酸药**　大黄碳酸氢钠、复方氢氧化铝、碳酸氢钠等传统用药物，应遵医嘱。

（2）**H_2受体阻断药**　西咪替丁、雷尼替丁、法莫替丁、枸橼酸雷尼替丁、罗沙替丁（哌芳替丁、哌芳酯丁）、尼扎替丁等均可选用。其中枸橼酸铋雷尼替丁可与阿莫西林及克拉霉素合用根除幽门螺杆菌，成人常用量：口服1次0.35～0.4克，2次/天，疗程不宜超过6周。或遵医嘱用。

（3）**质子泵抑制药**　奥美拉唑、兰索拉唑、泮托拉唑、雷贝拉唑、伊索拉唑等均可选用。

3.解痉药

可选用阿托品、山莨菪碱（654-2）、丁溴东莨菪碱（解痉灵）、曲美布汀、溴丙胺太林、颠茄及莨菪制剂。

四、中医药治疗

在此，介绍1个中医药方剂，仅供参考。

藿香10克，葛根7克，黄芩10克，黄连10克，姜半夏10克，厚朴7克，六一散（由甘草、滑石组成）14克组成。水煎饭前半小时温服，每日1剂。

五、饮食原则与食疗药膳方

1.饮食原则

① 严格限制对胃黏膜有机械性、化学性刺激的食物，禁忌烈性、高浓度白酒或含酒精饮料。

② 急性期有呕吐、腹泻时，失水较多，需大量补充水分，可采用新鲜果汁、米汤、蛋白水、淡茶、蛋花汤、稀藕粉、烂稀粥等流食。

③ 病情稳定，症状逐渐减轻时，可用易消化及无刺激性的半流食，如大米粥、蛋花粥、瘦肉末粥、鸡蛋煮细软面条、薄面片汤、蒸蛋羹等。并可适量用馒头干、面包干、苏打饼干等细嚼慢咽，用上述流食徐徐送服。

④ 急性期忌用牛奶，并尽量减少蔗糖摄入；禁用含食物纤维高的蔬菜和水果。禁用含乙醇的饮料和辛辣的调味品，如辣椒、胡椒、洋葱、大蒜、八角等，不用油炸（煎）、腌、熏、腊制的大块肉（鱼）食品。

急性胃炎恢复期的膳食（与慢性胃炎相同），可参阅"粳米面山药粥""玉米药粥""三鲜豆腐汤""八味猪排"等（从略）。

2.食疗药膳方

临床以感染或细菌性毒素引起的急性胃炎较常见，患者发生呕吐、腹泻失水时，失水较多，需大量补充水分，如输液等。宜进清淡类流质饮食，必要时禁食1～2餐。急性期忌用牛奶，尽量减少蔗糖摄入，禁酒；暂不吃纤维素多的芹菜、韭菜等。

流质类急性期失水多时可对症酌情选用以下食疗药膳方的前10个。

浓米汤或稀烂粥

取粳米（粟、糯米、荞麦均可）30～50克，加水2000毫升，熬成稀烂粥即成。可随时饮服。病情需要时，可添加口服补液盐：即每1000毫升（1升）含氯化钠（食盐）3.5克、氯化钾1.5克、碳酸氢钠（小苏打）2.5克（或枸橼酸钠2.9克）、无水葡萄糖20克，每日1～3剂，或按每日每千克体重服50毫升，可治疗和预防轻度急性腹泻，既可补充水分，又可纠正电解质紊乱。

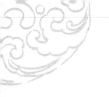
鲜桃汁

取水蜜桃洗净、去皮、去核后，置于果汁机内取汁饮服。视患者病情和身体状况，可同饮米汤、稀粥。有补充水分、维生素、矿物质（微量元素）之效。

胡（核）桃山楂汁

主料 核桃仁30～50克，鲜山楂200克，白糖15克。

辅料 米汤1000毫升。

烹饪与服法 取核桃仁和鲜山楂用水洗净后，于果汁机内取汁，加白糖调味后饮用；然后随意饮服米汤，直至失水症状缓解为止。

功效 生津液，润胃肠，消饮食，补肺肾。

适用人群 急性胃炎失水期患者，肺虚咳嗽、肾虚阳痿、津亏口渴、大便秘结者亦可服用。

百变搭配 取汁后残渣仍可熬水服；50克山楂干（饮片）煎汁可代替200克鲜山楂榨汁。

桃汁牛奶

主料 水蜜桃500克，牛奶500毫升。

辅料 米汤500～1000毫升，白糖适量。

烹饪与服法 将水蜜桃洗净、去皮、去核后，在果汁机中取汁，与牛奶混匀，加白糖调味后饮用；随意饮服米汤。

功效 补充水分、维生素、蛋白质、矿物质，且清凉解渴，利水消肿。

适用人群 急性胃炎失水期病人，营养不良（缺乏）、厌食症等病人。

百变搭配 取汁后的残渣加少量水烧开后仍可饮服。

杨梅荸荠汁

主料 杨梅500克，荸荠（马蹄、地栗）500克。

辅料 白糖适量，米汤500～1000毫升。

烹饪与服法 杨梅洗净，荸荠洗净，去皮后在果汁机中取汁，加白糖调味后饮用。米汤可与杨梅、荸荠汁混匀饮用，也可根据病情和身体失水程度酌情饮用。

功效 生津止渴，清热解毒；对误食铜片（铜中毒）有一定解毒之效。

适用人群 急性胃炎失水期病人，正常人（解暑热，保健养生）。

百变搭配 取汁后残渣仍可熬水服；草莓、刺梅代替杨梅，其效亦佳。

阳桃汁

主料 阳桃（鲜）500克。

辅料 白糖适量，米汤或鲜鱼汤500毫升。

烹饪与服法 将阳桃洗净，横切成薄片（呈五星状），置果汁机中取汁，用白糖调味后饮用。根据病情和身体失水程度，米汤或鲜鱼汤可随症单独饮用，也可与阳桃汁混匀饮用。

功效 清热生津，健脾消食。

适用人群 急性胃炎失水期病人。

百变搭配 取汁后残渣仍可煎水服。

草莓山楂汁

主料 草莓500克，鲜山楂500克。

辅料 米汤或鲜骨头汤适量，白糖少许。

烹饪与服法 将草莓洗净，鲜山楂洗净后切块、去子，分次放入果汁机中取汁（残渣亦可熬水服用）；可用白糖调味，或用米汤、鲜骨头汤稀释后分次饮用。

功效 化食消积，止呕镇痛；尚有抑菌（痢疾杆菌等）、收敛、降压、强心、扩张血管以及降低胆固醇之效。

适用人群 急性胃肠炎、消化不良者及轻度心血管疾病患者。

百变搭配 酸梅、青梅200克可代替草莓500克。

酸梅萝卜汁

主料 酸（青）梅500克，白萝卜500克。

辅料 稠米汤500～1000毫升，白糖适量。

烹饪与服法 将酸（青）梅洗净、去核，白萝卜去根、须、蒂后切块，分次放入果汁机中取汁（残渣亦可煎汤服用）；可用白糖调味，或用米汤稀释后分次饮用。

功效 健胃消食，清热解毒；尚对大肠杆菌、痢疾杆菌、伤寒杆菌、铜绿假单胞菌、霍乱弧菌、结核杆菌等有抑制作用。

适用人群 急性胃炎、痢疾患者失水期、轻度发热者。

百变搭配 添加大蒜50克取汁，加适量米汤和白糖混匀服，可增强抑菌抗炎效果。酸梅（乌梅，干品）50克煎汤，可代替鲜青梅500克取汁。

山楂麦芽汁

主料 鲜山楂500克，鲜麦芽500克。

辅料 米汤或去脂鲜肉汤适量，白糖少许。

烹饪与服法 鲜山楂洗净、去子，切块；鲜麦芽洗净，撕碎，分次放入果汁机中取汁（残渣亦可煎汤服）；可加糖调味，或用米汤、去脂鲜肉汤稀释后分次饮用。

功效　化食消积，止呕镇痛；抑菌（痢疾杆菌），降血脂，养脾益胃。

适用人群　急性胃肠炎、腹泻病人失水期，消化不良的患者。

百变搭配　稻（谷）芽可代替麦芽；山楂干50克、干麦芽50克可代替其鲜品各500克。

生姜藕汁

主料　生姜50克，甜藕500克，大蒜20克。

辅料　稠米汤500～1000毫升，白糖少许。

烹饪与服法　将生姜洗净，横切成薄片；甜藕洗净，横切成薄片；大蒜去外皮后洗净；分次放入果汁机中取汁（残渣亦可煎汤服）；用糖调味，或米汤稀释后分1～3次饮用。

功效　生姜汁辛辣健胃，藕汁营养丰富，稠米汤富含B族维生素，且有保护胃肠黏膜之效；大蒜、生姜尚有抗菌、抑菌之效。三者合用共奏养胃、消食、解毒之功。

适用人群　急性胃炎、腹泻病人失水期，脘腹冷痛者。

百变搭配　菱肉可代替藕。

急性胃炎病情稳定，症状减轻时，可给予容易消化、无刺激性的半流食，如大米粥、蛋花粥、瘦肉末米粥、鸡蛋煮细面条、薄面汤、蒸蛋羹等。

鹌鹑山药粥

主料　鹌鹑1只，鲜山药100克（或山药粉20克），粳米50克。

辅料　姜末、葱花、食盐各适量。

烹饪与服法　鹌鹑宰杀后去毛、内脏，冲洗干净后，剁切成大块；鲜山药去须根，刮去外皮，切成大块；粳米淘洗干净，共入砂锅内，注入清水约2000毫升，文火熬至骨酥肉烂，粥稠，加辅料调味服食。

功效　补脾益胃，化食消积，保健强身。

适用人群　急性胃炎恢复期患者。

百变搭配　鸡肉100克可代替鹌鹑1只，以乌骨鸡为佳。荞麦、粟等可代替粳米。

山药香菇鸡丝粥

主料　粳米50克，鲜山药100克（或干山药饮片、粉15克），嫩豌豆100克（干品30克），鲜香菇150克（干品50克），鸡胸肉100克。

辅料　葱、香菜各10克，生油少许，黑胡椒粉、味精、食盐、酱油、白糖各适量，鲜肉汤或骨头汤约2000克。

烹饪与服法 将鲜山药去须根，刮去皮后洗净切片；鸡胸肉、鲜香菇分别洗净后切成丝；粳米、嫩豌豆淘洗干净；葱、香菜洗净后切碎备用。将生油烧热后，加入鸡胸肉、香菇爆香，注入鲜肉汤或骨头汤、酱油，放入粳米、山药、豌豆，大火烧开后撇去浮沫，改为小火熬成稀烂粥。出锅前用葱、香菜、黑胡椒粉、味精、盐、糖等调味，温热时徐徐服食。

功效 补益脾胃，保健强身。

适用人群 急性胃炎恢复期患者。

百变搭配 山芋儿可代替鲜山药，鲜黑豆可代替豌豆，猪瘦肉可代替鸡胸肉。

米粉香芋汤

主料 芋头200克，米粉100克，小白菜150克，猪五花肉150克，虾仁50克。

辅料 葱、香菜各10克，黑胡椒粉、食盐、油各适量，味精少许。

烹饪与服法 将芋头去皮洗净切块；小白菜洗净切段，猪五花肉刮洗干净切丝，葱、香菜洗净后切成碎备用。将猪肉丝在烧热的油锅内爆香，下芋块翻炒入味，注入清水约1500克煮熟透后，把米粉、虾仁放入锅内，烧开几分钟后放入小白菜，再煮沸几分钟，最后用葱、香菜、盐、味精、黑胡椒粉调味。温服。

功效 健脾胃，滋肾阴，保健强身。

适用人群 急性胃炎恢复期患者。

百变搭配 山药（鲜）、薯芋（红芋）可代替芋头（儿）；水魔芋可代替米粉；鸡肉等禽肉可代替猪五花肉。菠菜可代替小白菜。

山药萝卜粥

主料 鲜山药150克，红皮萝卜200克，粳米100克。

辅料 骨头汤或鲜肉汤1500克，食盐3克。

烹饪与服法 鲜山药、红皮萝卜分别刮洗干净后，切成小丁，粳米淘洗干净，共入锅内，注入骨头汤或鲜肉汤，小火熬成稀烂粥，用盐调味后温服。

功效 健胃消食，敛虚汗，解热毒。

适用人群 急性胃炎恢复期病人。

百变搭配 红头芋儿可代替鲜山药，胡萝卜可代替红皮萝卜。

砂仁山药鱼头汤

主料 砂仁粉6克，山药20克，鳙鱼头1个（约300克），冬菇、火腿各30克，豆腐1块（约200克）。

辅料 葱节20克，料酒20毫升，姜片20克，豆瓣酱10克，食盐5克，素油适量，鲜汤500毫升。

烹饪与服法 砂仁研成细粉，鱼头去鳃、洗净；冬菇洗净，切片；火腿用热水清洗干净，切片；豆腐切成长方块；山药刮洗干净，切片。炒锅预热后，用素油将葱节、姜片和豆瓣酱爆香，放入鱼头，翻炒几下，注入鲜汤（或清水）约500毫升，加入砂仁粉、冬菇、山药片、火腿、料酒、食盐，置中火上炖25分钟，将豆腐放入，再煮几分钟即成。空腹或佐餐食用。

功效 补脾胃，益气血，健脑补脑，益智生津。

适用人群 急性胃肠炎、腹泻病人恢复期。

百变搭配 较大的鲤鱼头、鲢鱼头可代替鳙鱼头。

银耳豆腐肉蛋汤

主料 豆腐约300克，鸡胸肉50克，发涨银耳100克，鸡蛋1个。

辅料 精盐2克，葱花5克，鲜汤500毫升。

烹饪与服法 将发涨银耳去根蒂，撕成瓣片；豆腐切成长方块；鸡胸肉剁成蓉，放在碗里，打入鸡蛋，搅成浆；将备好的豆腐块、银耳放入锅内，注入鲜汤，煮沸15分钟后，加入鸡蛋肉浆，搅散，再煮5分钟，加盐调味，盛于大碗中，撒上葱花，空腹或佐餐食用。

功效 益气和中，生津润燥，清热解毒。

适用人群 急性胃肠炎恢复期患者。

百变搭配 猪瘦肉可代替鸡胸肉，鸭蛋可代替鸡蛋。同食100克生菜，其效更好。

菜豆肉丝粥

主料 粳米、胡萝卜各100克，豌豆100克，饭豆50克，虾仁20克，猪瘦肉100克，小白菜50克。

辅料 葱10克，生油12克，酱油、味精、胡椒粉、精盐各适量，鲜汤2000毫升。

烹饪与服法 将上述主料分别洗净，备用。猪瘦肉切丝，胡萝卜切丁，小白菜和葱切碎，备用。将生油烧热后，加入葱花、肉丝爆香，然后滴入少许酱油炒入味；然后再把米、豆、胡萝卜丁下锅轻炒几下，注入鲜汤（或清水）约2000毫升，待米、豆熟透之后，放入虾仁、小白菜，再煮沸3～5分钟，最后加盐、味精、胡椒粉调味，盛于碗中，空腹或佐餐热食，细嚼慢咽，徐徐服下。

功效 补脾胃，益气血，健脑补脑，益智强身。

适用人群 急性胃肠炎恢复期患者。

百变搭配 鸡、鸭、鹅等禽肉可代替猪瘦肉。

银耳香菇肉丝面

主料 发涨银耳50克，油（水）面250克，猪瘦肉50克，鲜香菇50克，小白菜100克。

辅料 湿芡粉、蒜泥、生油、精盐、葱花、醋、味精、砂糖各适量。

烹饪与服法 银耳去根蒂，撕成瓣片；猪瘦肉、小白菜、鲜香菇洗净。猪瘦肉切成丝，加盐码味，用部分湿芡粉上浆；香菇切成丝，小白菜切段；炒锅烧热后下生油，将肉丝爆香，再放入银耳、部分葱花、蒜泥、香菇炒出香味时，放入小白菜轻炒几下，加入清水继续煮至熟软，然后加入砂糖、醋、味精翻炒，下湿芡粉勾芡后盛入大碗中。另将油（水）面在开水锅中煮熟后，捞入盛有辅料的大碗中，加入盐、葱花、醋、味精、砂糖等拌匀，作主食。

功效 益脾养胃，补气血，益肝肾。

适用人群 急性胃肠炎恢复期者，其他慢性胃肠疾病患者。

百变搭配 黑木耳可代替银耳，禽肉可代替猪肉，草菇、平菇、口蘑可代替香菇。

羊杂香菇面

主料 羊肾、羊舌、羊肝、羊肠各50克（均系洗净、煮至半熟的半成品），香菇100克，油（湿）面条200～500克。

辅料 花椒面、姜末、料酒、胡椒粉、葱花、精盐、味精各适量。

烹饪与服法 羊肾、羊肝、羊舌分别切成薄片，羊肠切成段，用精盐、料酒腌匀；香菇洗净，一切两瓣。将羊杂和香菇放入锅内，加清水适量，放葱花、姜末，用武火烧沸后，改为文火炖至酥烂，放入面条；面条熟后放入精盐、味精、胡椒粉、花椒面，拌匀食用，作主食。

功效 益气补虚，温中止痛。

适用人群 急性胃肠炎恢复期患者，其他慢性胃肠病患者。

百变搭配 羊肚蕈（甘肃产）、平菇可代替香菇。鸡杂可代替羊杂。

山药肉丸菜汤

主料 山药粉20克，猪瘦肉150克，生菜（叶）200克，鸡蛋1个。

辅料 姜末、葱花各15克，精盐、味精各3克，芡粉适量，鲜汤适量。

烹饪与服法 猪瘦肉洗净，剁成肉末，置于大碗中，打入鸡蛋，加入姜末、葱花、山药粉、盐1克、芡粉拌匀，搓成数个肉丸；生菜洗净，切段，备用。将炒锅置武火上烧热，注入鲜汤烧沸，下肉丸，快煮熟时加入生菜，烧沸3分钟，调入余下的精盐、味精即成。空腹或佐餐食用。

功效 补脾胃，益气血，保健强身。

适用人群 急性胃炎恢复期患者，其他慢性胃肠疾病患者。

百变搭配 禽肉、牛羊肉等可代替猪瘦肉。

香药豆腐汤

主料 制香附子10克，鲜山药片50克，豆腐300克，火腿50克，豆苗50克。

辅料 葱花15克，精盐、香油、鸡精各适量，鲜汤约500毫升。

烹饪与服法 香附子、山药片分别洗净；豆腐切成约1寸见方小块；火腿切成薄片；豆苗择洗干净。将炒锅置武火上烧热，加入鲜汤烧开，放入香附子和山药片，煮沸20分钟后加火腿片。豆腐块烧开5分钟，调入精盐、鸡精、香油，放入葱花、豆苗，汤沸即成。空腹或佐餐食用。

功效 健脾益胃，行气消食，清热解毒。

适用人群 急性胃肠炎、腹泻病人恢复期及脘腹冷痛者。

蕺蜇拌莴笋

主料 蕺菜（俗名鱼腥草）250克，海蜇100克，莴笋150克。

辅料 姜末、蒜泥、葱花、醋、酱油、芝麻油各适量。

烹饪与服法 蕺菜去老黄叶、须根，洗净后在沸水中氽一下，沥干后切段；莴笋去黄叶、削去皮，洗净后在沸水中氽一下，切成丝；海蜇去外膜，洗净，漂去多余的盐分，切丝。备好的主料置于盘中，加辅料依次拌匀，码味一刻钟（15分钟）后即可食用。空腹或佐餐食用均可，细嚼慢咽。

功效 清热解毒，健胃消食，利湿消炎。

适用人群 急性胃炎、肠炎恢复期患者。

百变搭配 马齿苋可代替鱼腥草；添加嫩蒲公英苗100克，可增强清热解毒功效。

番茄蛋汤

主料 红番茄250克，鸡蛋1个，猪瘦肉丝50克，鲜汤500毫升。

辅料 精盐、味精、葱花、花椒粉、胡椒粉、姜末、芡粉各适量。

烹饪与服法 红番茄在沸水中氽一下，撕去表皮，切成薄片；鸡蛋打入盛猪瘦肉丝的碗内，加入精盐、味精、葱花、花椒粉、胡椒粉、姜末拌匀，码味10分钟；鲜汤在锅内烧沸后，放入番茄薄片，烧开后放入码味的肉丝，煮沸5分钟后用辅料调味，芡粉勾成薄芡后入汤锅内搅匀，即可食用。每日1次。

功效 补中和血，滋阴润燥，宽肠通便。

适用人群 急性胃炎恢复期患者。

山药萝卜炖猪骨汤

主料　鲜山药500克，红皮萝卜500克，带肉猪骨500克。

辅料　生姜50克，葱节20克，葱花10克，食盐3～5克。

烹饪与服法　鲜山药去须根，刮去外皮，切块；红皮萝卜洗净、切块；带肉猪骨洗净、剁成段；生姜洗净，拍碎，共入锅内，大火烧开后撇去浮沫，加入葱节，改为文火炖至骨酥肉烂，加盐和葱花调味后，温热食用。

功效　健脾益胃，滋阴润肠，化食去积。

适用人群　急性胃炎、肠炎恢复期患者。

百变搭配　山药饮片（干品）100克可代替鲜品500克。

山药淡蛋汤

主料　山药30克，淡菜25克，紫菜25克，鸡蛋1个。

辅料　食盐3克，葱花5克，鲜汤500毫升。

烹饪与服法　将山药洗去浮尘；淡菜、紫菜用清水发涨，漂洗干净；共入烧沸的鲜汤中，煮沸30分钟后打入鸡蛋，搅匀，加盐、葱花调味后烧开即成。温热服食。

功效　滋阴、润燥、化食；补充矿物质和微量元素。

适用人群　急性胃肠炎恢复期病人，甲亢伴腹泻恢复期病人。

百变搭配　山芋儿可代替山药；鸭蛋可代替鸡蛋。

黄花淡蛋汤

主料　黄花菜200克，淡菜50克，木耳10克，鸡蛋1个。

辅料　姜末、葱花、精盐、香油各适量，鲜汤500毫升。

烹饪与服法　将黄花菜、淡菜、木耳发涨、漂洗干净后，共入烧沸的鲜汤锅中，煮沸15分钟后，打入鸡蛋，搅匀，加入辅料调味即成。温热服食。

功效　清热解毒，润肠宽中，滋阴。

适用人群　急性胃肠炎恢复期患者。

百变搭配　银耳可代替木耳；鸭蛋可代替鸡蛋，鹌鹑蛋、鸽蛋更好。

胡萝卜煲螺

主料　胡萝卜300克，田螺肉200克，生油15克，鲜汤500毫升。

辅料　绍酒20克，葱段、姜片、酱油、芡粉、味精各适量；白糖1克，盐3克，香油适量。

烹饪与服法　胡萝卜洗净，切成3厘米见方小块；田螺肉漂洗干净后切成片；生油在热锅中将葱段、姜片爆香后，下田螺片翻炒出香味，注入鲜汤，加入胡萝卜、绍酒、盐、白糖、酱油，用武火烧沸，文火煲10分钟，调入味精、香油，勾芡即成。温热服食。细嚼慢咽。

功效 清热解毒，消炎止痛，补钙。

适用人群 急性胃炎、肠炎恢复期患者，老年缺钙者。

百变搭配 蚌肉可代替田螺肉。白萝卜可代替胡萝卜，化食消积效果较佳。

豆豉田螺汤

主料 淡豆豉30克，田螺肉、番茄各100克。

辅料 白糖2克，姜、葱、精盐各5克，花生油15克，味精1克，鲜汤或骨头汤500毫升。

烹饪与服法 淡豆豉洗净；田螺肉、番茄分别洗净，切片；姜切片或碎粒，葱切成马耳朵状或葱花。将花生油在炒锅中预热后，下姜、葱爆香，加田螺肉、淡豆豉、精盐、白糖，注入鲜汤或骨头汤500毫升，武火煮沸5分钟，加入番茄片煮沸，加入味精、食盐调味即成。

功效 清热解毒，补益气血。

适用人群 急性胃肠炎恢复期患者；伴有精神紧张，压力大者尤为适用。

百变搭配 蚌肉可代替田螺肉。

素馅鲜馄饨

主料 馄饨皮、冬笋、红豆各200克，腌雪里蕻150克。

辅料 精盐3克，白糖、花生油各10克，鲜酱油6克，榨菜1块（约20克），紫菜5克，味精、葱花、蒜泥各适量。

烹饪与服法 腌雪里蕻清洗干净，沥干，剁成碎末；冬笋去壳、洗净、切成细粒；榨菜洗净、切成末；红豆淘洗干净后与笋粒煮沸30分钟后沥干，剁成碎末，与雪里蕻末、榨菜末、白糖、酱油、味精、部分花生油拌匀成馅。每张馄饨皮中包入适量的馅料，做成生馄饨坯。煮锅内放入清水、精盐、紫菜（洗净）、花生油、味精、榨菜末烧开制鲜汤约500毫升，备用。将生馄饨坯煮熟或蒸熟，再加入制好的鲜汤碗内，趁热食用，细嚼慢咽，可加葱花、蒜泥调味，徐徐服食。

功效 营养健身，凉血消肿。

适用人群 急性胃炎肠炎病人恢复期。

百变搭配 斑竹笋、箭竹笋可代替冬笋（兰竹笋）；绿豆、雪豆可代替红豆。

砂药炖猪肚

主料 砂仁6克，山药20克，猪肚200克。

辅料　生姜20克，葱花5克，食盐3克，料酒10克，味精1克，鲜汤800毫升。

烹饪与服法　砂仁、山药分别洗净去浮尘；猪肚洗净后切成长条，用少许盐和料酒码味；生姜洗净，拍碎；以上用料共入锅内，加清水或鲜汤约800毫升，大火烧开撇出浮沫，改小火炖至肚条酥烂；用味精、盐、葱花调味后温服，细嚼慢咽。

功效　温中健胃，化食滋阴，消炎止痛。

适用人群　急性胃炎恢复期，其他慢性胃肠病患者。

百变搭配　用鲜山药100克代替山药饮片更好；羊肚、鸡肫、鸭肫可代替猪肚。

羊肉健胃面

主料　羊肉150克，草果5克，山药粉20克，面粉80克，豆粉20克，荞面粉30克。

辅料　生姜20克，胡椒粉5克，精盐3克，味精1克，葱花5克。

烹饪与服法　草果洗净、生姜洗净，拍碎，装入纱布袋中，扎紧袋口，羊肉洗净，切成长方条，入锅加水，用文火煨炖成约400～500毫升的羊肉汤（去纱布药袋）；山药粉、面粉、豆粉、荞面粉加水制成面片，下入滚沸的羊肉汤中煮熟（加生水二次，煮沸二次），兑入其余佐料，温服，细嚼慢咽，可作主食。

功效　温胃止痛，健脾补虚。

适用人群　急性胃炎恢复期，其他慢性胃肠病患者。

百变搭配　市售湿面条（片）可代替上述的面片。

第五章　反流性食管炎

本病由胃和十二指肠内容物，主要是酸性胃液或酸性胃液加胆汁反流至食管所引起的食管黏膜的炎症、糜烂、溃疡和纤维化等病变。反流物长期慢性刺激，可致鳞状上皮化生为柱状上皮，产生被称为巴雷特（Barrett）食管，甚至诱发癌变。

一、临床表现与诊断

（1）**临床表现**　常见嗳气、反酸、烧心、胸骨后烧灼感或疼痛，并发食管末端狭窄时，表现为咽下困难等梗阻症状。部分患者可有哮喘，哮喘与季节无关。

（2）**食管钡餐造影**　病变轻者常无阳性表现，病变较重者可发现下段食管黏膜皱襞增粗，不光滑，甚至可见龛影、狭窄等，也可见蠕动减弱。头低位时，可显示胃内钡剂向食管反流。部分患者有食管裂孔疝的表现。

（3）**内镜检查**　可明确炎症的范围及程度，如是否伴有糜烂、溃疡等，并对活检组织进行病理学检查，排除癌变。

（4）**食管 pH 值鉴别**　食管 24 小时 pH 值监测能了解食管内 24 小时的 pH 值变化情况，可证明症状是否与反流有关，并能明确体位、进食、昼夜等对反流的影响，是诊断胃食管反流的金标准。

二、防治措施

① 主要是控制症状，避免诱因，如餐后保持直立，避免过度负重，不穿紧身衣，抬高床头等。抬高床头 15 ～ 20 厘米比加枕头效果更好，肥胖者应减肥；睡前 3 小时勿进食，以减少夜间食物刺激、胃液分泌；饮食宜少量、高蛋白、低

脂肪和高纤维素，限制咖啡因、酒、酸辣食品、巧克力、番茄和柑橘等食物的摄入；戒烟。对久治不愈或反复发作的患者，应考虑精神性疾病的可能，对症用药。有手术指征者，需外科治疗。

② 避免或慎用黄体酮、茶碱、前列腺素 E_1（PGE_1）、前列腺素 E_2 和前列腺素 A_2（前列环素），抗胆碱药（如阿托品、颠茄或莨菪制剂）、β-受体激动药、α-受体阻滞药、多巴胺、地西泮、钙拮抗药等。服药时应遵医嘱。

三、西药治疗

1.中和和抑制胃酸的药物

（1）复方氢氧化铝或铝碳酸镁　以铝碳酸镁效果较好，饭后 1～2 小时嚼碎服下 2 片，3 次/天。

（2）H_2 受体拮抗药　可选用西咪替丁或雷尼替丁、法莫替丁之一种，于晚上睡前或餐间服 1～2 片（粒）。

（3）质子泵抑制药　可选用奥美拉唑、兰索拉唑或泮托拉唑、伊索拉唑之一种，每晚睡前或早晨服 1～2 粒（片），或遵医嘱。

2.促胃肠动力药

可选用多潘立酮（吗丁啉）、莫沙必利等之一种。饭前 30 分钟服 1～2 片（粒），3 次/天。

3.胃黏膜保护药

常用硫糖铝和铋剂，参见"胃、十二指肠溃疡"。

4.联合用药

西咪替丁+多潘立酮，或雷尼替丁+莫沙必利小剂量治疗，疗效明显。

四、中医药治疗

1.中医药方剂

① 柿蒂 10 克，丁公香 5～8 克，水煎服。适用于反流性食管炎呃逆显著者。

② 枇杷叶 10 克，刀豆子三枚（切碎），水煎服。适用于胃食管反流，呃逆嗳气连声，属虚火者。

③ 海螵蛸（乌贼骨）50 克（炒黄），姜半夏 3～5 克，共研细末，每服 3～5 克，每日 3 次。适用于反流性食管炎，胃酸过多者。

④ 白蔻仁 10 克，鸡内金 10 克，连翘 10 克，黄连 5 克，共研细末，每服 5 克，

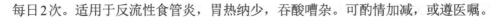

每日2次。适用于反流性食管炎，胃热纳少，吞酸嘈杂。可酌情加减，或遵医嘱。

2.中成药治疗

（1）**加味左金丸** 由黄连、吴茱萸、柴胡、延胡索、木香、香附、枳壳、郁金、陈皮、青皮、黄芩、白芍、当归、甘草组成。平肝降逆，疏郁止痛。适用于肝郁化火、肝胃不和引起的胸脘痞闷、急躁易怒、嗳气吞酸、胃痛少食。口服，一次6克，1日2次。或遵医嘱。

（2）**舒肝平胃丸** 由苍术、厚朴、枳壳、法半夏、陈皮、槟榔、炙甘草组成。疏肝和胃，化湿导滞。适用于肝胃不和，湿浊中阻所致的胸胁胀满，胃脘痞痛，嘈杂嗳气，呕吐酸水，大便不调。口服，一次4.5克，一日2次。或遵医嘱加减，水煎服。

（3）**快胃片** 由海螵蛸、延胡索、白及、白矾、甘草组成。制酸和胃，收敛止痛。适用于肝胃不和所致的胃脘疼痛、呕吐反酸、纳食减少等。口服糖衣片，一次6片，11～15岁一次4片。薄膜衣片：一次3片，11～15岁一次2片；一日3次，饭前1～2小时服用，或遵医嘱随症加减。

（4）**四方胃药片** 由海螵蛸（乌贼骨）、浙贝母、吴茱萸、川楝子、延胡索、黄连、苦杏仁、柿霜、沉香组成。调肝和胃，制酸止痛。适用于肝胃不和所致的胃脘疼痛、呕吐吞酸等症。口服一次3片，一日2～3次。或遵医嘱随症加减。

（5）**胃立康胶囊** 由柴胡（醋）、白芍、黄连、半夏（法）、陈皮、枳实、川楝子、吴茱萸、莪术、瓦楞子（煅）、蒲公英、甘草组成。疏肝泄热，和胃降逆，制酸止痛。适用于反流性食管炎，症见肝胃不和，肝热犯胃所致的胸胁胀痛、嗳气反酸、胃脘痛胀痞满、嘈杂呃逆、纳呆食少、口干口苦、舌红、苔黄等。饭前口服。一次4粒，一日3次，1个月为一疗程，或遵医嘱。

（6）**健胃片（丸）** 由柴胡、苍术、草豆蔻、陈皮、延胡索、川楝子、白芍、山楂、鸡内金、六神曲、麦芽、槟榔、生姜、甘草浸膏组成。疏肝和胃，消食导滞，理气止痛。适用于反流性食管炎胃痛、吞酸痞满等症状显著者。一般口服一次6克，一日2次。

五、饮食原则与食疗药膳方

1.饮食原则

① 避免饱食和过多饮用咖啡、巧克力及高脂食物。忌用烈酒或含酒精的饮料，最好戒烟。避免餐后卧床或睡前进食。睡时抬高床头约20厘米。

② 改变饮食习惯。胃内容物（量）增加可诱发反流性食管炎，故宜避免暴饮暴食，避免睡前进食，避免进食降低食管下段压力食物，如脂肪、咖啡、巧克

力、薄荷水、汽水以及避免进食高酸性食物（柠檬汁、番茄汁、酸梅、酸李子等）；少食多餐，一日可5～6餐。

2.食疗药膳方

山药姜笋粥

主料　鲜竹笋50克，鲜山药150克，生姜10克，粳米100克。

辅料　骨肉汤1500毫升，食盐或红糖适量。

烹饪与服法　粳米用清水淘洗干净；鲜竹笋洗净后，在沸水中汆一下，捞出，再用清水洗净，切成细粒；鲜山药去须根，刮洗干净后切成薄片；生姜洗净，切成细末；共入锅中，注入骨肉汤，熬成稠粥，用盐或糖调味后，温服。日服2次。

功效　补脾益胃，益肺滋肾，养阴润燥，促进胃肠功能恢复，抑制反流。

适用人群　反流性食管炎患者。

百变搭配　没有鲜竹笋的地域或季节，宜用鲜嫩菜叶200克代替，洗净、切碎后，在熬成稠粥前5分钟放入锅，煮沸3～5分钟后调味温服。

香姜蒸肚条

主料　香附子15克，生姜15克，猪肚200克，山药粉200克。

辅料　精盐5克，鸡精3克，细葱花10克。

烹饪与服法　将香附子、生姜用清水洗净后切成细粒，焙（烘）干后打成细粉；鲜猪肚洗切后切成长2寸、宽5分的长条，用盐和鸡精拌匀，码味15分钟后，再与香附粉、生姜粉和山药粉拌匀，整齐摆放于盘内，加盖，置旺火笼内蒸至熟透（约40分钟，高压锅20分钟），取出去盖，撒上细葱花，空腹或佐餐服食，每日1剂。

功效　健胃、止呕、顺气止痛。

适用人群　反流性食管炎、胆汁反流病及慢性胃肠疾病患者。

百变搭配　鸡肫可代替猪肚，再加鸡内金或鸭内金5克（打成粉），其效更佳。同时在进餐时吃些用绿色蔬菜烹饪的菜肴，有助于恢复胃肠正常蠕动功能。

桂皮羊肉豆粥

主料　桂皮10克，羊肉250克，粳米150克，嫩蚕豆500克，草果5枚。

辅料　生姜20克，葱花5克，香菜5克，食盐3克。

烹饪与服法　将桂皮、草果用清水洗去浮尘，生姜洗净、拍碎，一起装入细纱布袋中，扎紧袋口；羊肉洗净，切成小块；蚕豆和粳米淘洗干净；共入锅内，加清水约2000毫升，大火烧沸时撇去浮沫，改文火熬至羊肉酥烂即成。出锅前弃纱布药袋。空腹温热服食，食前加葱花、香菜和盐调味。每日可服1剂。

功效　补脾，温中，止呕。

适用人群　反流性食管炎者；精神紧张的考生，压力大所致脾胃虚弱、厌食者。

百变搭配　嫩豌豆可代替蚕豆；不吃羊肉者可用猪瘦肉、禽肉。

香附扁豆菜粥

主料　白扁豆30克，粳米150克，小白菜100克，香附10克，陈皮10克。

辅料　骨肉汤1500毫升，食盐3克。

烹饪与服法　香附和陈皮用水洗去浮尘，装入细纱布袋中，扎紧袋口；白扁豆、粳米淘洗干净，共入锅内，与骨肉汤共煮为稀烂粥；弃纱布药袋（中药渣），加入洗净切段的小白菜，再煮沸5分钟即成。空腹温热服食，食前加盐调味。

功效　健脾胃、理气滞、镇隐痛、止呃逆。

适用人群　反流性食管炎者，精神紧张、压力大所致厌食症、消化不良者。

百变搭配　小米（粟米）、嫩玉米可代替粳米，糯米更佳。

莲枣柏子仁粥

主料　莲子30克，红枣10枚，柏子仁6克，粳米100克。

辅料　骨头汤2000毫升，红糖适量。

烹饪与服法　柏子仁焙（烘）干，研成末；莲子发涨，去心；红枣泡软去核；粳米淘洗干净，与骨头汤共煮为粥，加入柏子仁煮沸1分钟即成。空腹温热食之，食时可用红糖调味。每日早或晚食，每日可食1剂。

功效　健脾胃，安神志，止隐痛，抑呃逆。

适用人群　反流性食管炎者；由精神紧张、压力大所致的厌食症、消化不良者。

百变搭配　亦可在出锅前加入洗净切碎的鲜菜叶，共煮为菜粥。

苏药姜菜粥

主料　紫苏子10克，鲜山药150克，粳米100克，莴笋叶100克。

辅料　骨头汤1500毫升，葱花5克，食盐3克。

烹饪与服法　紫苏子焙（烘）干，研末；鲜山药刮去须根和外皮，洗净切成块，粳米淘洗干净，共入锅内，加骨头汤煮成粥；出锅前3分钟，加入洗净、切碎的莴笋叶，煮二三沸后盛于碗中，加盐、葱花调味，空腹温热服之。每日1剂。

功效　健脾益胃，行气止痛，消食化积。

适用人群　反流性食管炎者；精神紧张、压力大引起的脾胃虚弱、厌食症、消化不良者。

百变搭配　麦片、粟（小米）、糯米可代替粳米；生菜、小白菜可代替莴笋叶。

香姜菜粥

主料　制香附6克，高良姜15克，粳米100克，小白菜100克。

辅料　鲜骨汤2000毫升，葱花5克，红糖20克。

烹饪与服法　将制香附、高良姜洗去浮尘，清水泡软切成薄片；粳米淘洗干净；小白菜洗净切碎；与鲜骨汤共煮为粥，小白菜在出锅前3分钟下锅，煮二三沸即成。空腹温食，食时可加葱花、红糖调味，每日服1剂。

功效　温中止呕，止痛理气；促胃肠恢复正常蠕动。

适用人群　反流性食管炎、肠易激综合征、厌食症者等。

百变搭配　萝卜、莴笋叶等可代替小白菜叶。

茴香山药炖猪肚（茴药肚汤）

主料　小茴香10克，山药20克，猪肚250克，莴笋叶150克。

辅料　葱节10克，葱花3克，生姜20克，料酒5克，精盐3克。

烹饪与服法　小茴香用清水洗去浮尘，生姜洗净、拍碎，一起装入纱布袋中、扎紧袋口；猪肚洗净，在沸水中去血水，再次洗净后切成肚条，用料酒、部分盐、葱节码味约15分钟后，与纱布袋、山药（洗净、去皮、切块）共入锅内，注入清水约800克，大火烧沸时撇去浮沫，改文火炖至酥烂。放入莴笋叶（洗净、切段），煮沸2分钟，加盐和葱花调味，空腹温热食之。每日服1剂。

功效　散寒行气，和胃止呕，解痉止痛；促胃肠恢复正常蠕动。

适用人群　反流性食管炎者；精神紧张、压力大、肝气郁结引起的厌食、消化不良者。

百变搭配　添加麦芽15克，可增加化食、消食、去食积之效。

青椒炒鸡肫

主料　鸡肫3个（约150克），青椒200克，生子姜丝（嫩姜）20克。

辅料　花生油适量，食盐3克，湿芡粉20克，胡椒粉、味精各1克。

烹饪与服法　青椒洗净，切成长细丝；鸡肫洗净切成丝状，加盐、胡椒粉、味精拌匀，码味5分钟后用湿芡粉上浆，备用；油在炒锅烧至七成热时，将青椒和姜丝爆香，下鸡肫丝翻炒至熟。空腹佐餐食用。

功效　暖脾健胃，行气止痛；增强食欲。

适用人群　反流性食管炎，厌食、消化不良者。

百变搭配　鸡内金焙干研末，米汤或温开水送服，饭前吞服10克，增效。

荜澄茄蒸猪肚

主料　荜澄茄6克，猪肚1只，鲜汤适量。

辅料　生姜末30克，料酒30克，葱花10克，精盐、胡椒粉各3克，味精1克。

烹饪与服法　猪肚洗净，在沸水中汆去血水，凉后切块；荜澄茄洗净后，置于蒸钵中与肚块、料酒、姜末、葱花、盐、胡椒粉、味精等拌匀，码味15分钟，加鲜汤适量，盖好后入笼（或高压锅）内蒸至熟透至酥烂即成。分次空腹佐餐食之。

功效　温胃散寒，行气止痛。

适用人群　反流性食管炎，厌食、消化不良者。

百变搭配　鸡肫、鸭肫、鹅肫、羊肚、牛肚可代替猪肚。

参归炖鸡

主料　全当归10克，党参15克，老母鸡带骨肉（去油）200克。

辅料　老姜30克，精盐3克，味精1克，胡椒粉1克，葱花、料酒各适量。

烹饪与服法　将撕去生油的老母鸡肉在沸水中汆去血水，老姜洗净拍碎，与当归、党参同放锅内，加料酒码味去腥15分钟，注入清水约800毫升，大火烧沸时撇去浮沫，改文火炖至骨酥肉烂，调入精盐、味精、葱花、胡椒粉等，空腹温热食之，每日1剂。

功效　补气血，通血脉，止呃逆，镇隐痛。

适用人群　反流性食管炎，厌食、消化不良等病人。

百变搭配　用本方汤汁煮莴笋叶、小白菜等绿色菜叶250克，同食增效。

山药归芪蒸鸡肫

主料　山药30克，黄芪20克，当归10克，鸡肫1个（约100克）。

辅料　老姜末20克，料酒5克，精盐1克，胡椒粉1克，葱花2克，鲜汤50毫升。

烹饪与服法　将鸡肫洗净，切成薄片，置蒸碗中与其余主料、辅料拌匀，码味15分钟后，注入鲜汤，盖上碟子，入笼（或蒸锅）内蒸至熟透即成。空腹温热食之，每日1剂。

功效　补气血，止呃逆，消积。

适用人群　反流性食管炎，厌食、食欲不振、消化不良者。

百变搭配　鸭肫、鹅肫可代替鸡肫；将鸡内金1个焙干研末，用本方汤汁送服，其效更好。

山药蒸猪肚

主料　山药粉30克，山楂30克，猪肚150克，大蒜50克。

辅料　老姜末20克，料酒5克，精盐1克，胡椒粉1克，味精1克，葱花5克。

烹饪与服法　大蒜去皮洗净；猪肚洗净在沸水中氽去血水，切成长条；共置蒸碗中与山药粉和大蒜及辅料拌匀码味15分钟，待用；山楂加水小火煎沸20分钟后，连渣带汁转入盛码味猪肚条的碗中，盖上碟子，入笼或蒸锅中蒸至熟透即成。空腹温热食猪肚条、大蒜、山楂，饮汤汁。每日1剂，10天为1个疗程。

功效　温补脾胃，消食化积，促进胃肠正常蠕动，抑制呃逆。

适用人群　反流性食管炎，厌食、消化不良病人。

百变搭配　牛肚、羊肚可代替猪肚。

参芪当归炖鸭

主料　党参15克，黄芪30（纱布包），当归15克，山药20克，麦芽20克，老鸭1只。

辅料　料酒20克，精盐6克，胡椒粉3克，葱节10克，老姜30克。

烹饪与服法　老鸭宰杀后，去毛及内脏，洗净后剁切成块；鸭肫和鸭肠去污物及粪便之后冲洗干净；连同鸭心、肺共置沸水中氽去血水后，置炖锅中，加入其余主料和辅料，拌匀码味15分钟，注入清水2000克，大火烧沸时撇去浮沫，加盖改文火炖至骨酥肉烂，弃布包黄芪即成。空腹分次温热食之，可吃鸭肉、党参、当归、山药、麦芽，饮汤汁；汤汁可另煮菜叶食用，嚼服老姜。

功效　补益气血，开胃健脾，抑制呃逆，健体强身。

适用人群　反流性食管炎，厌食、消化不良、食欲不振者。

百变搭配　鹌鹑鸡、乌骨鸡可代替老鸭。

姜药麻圆

主料　生姜30克，鲜山药500克，黑芝麻30克，糯米粉200克，鸡蛋1个。

辅料　干豆粉20克，红砂糖50克，花生油适量（实耗约50克）。

烹饪与服法　山药刮去须根和皮，洗净，切块，蒸熟，捣成泥；生姜洗净，横切成薄片后剁成末；一起放在碗内，加红砂糖（先研散）、糯米粉拌匀，搓成大小均匀，直径约3厘米的圆子；鸡蛋打入另一碗内，加点干豆粉，调成稀蛋糊；黑芝麻淘洗干净（细绸布沥干）；圆子沾上蛋糊，滚上芝麻，放入烧至八成热的油锅中，炸至浮起，沥去油，装盘。空腹温热食之，山楂水或米汤、汤汁送服。

功效　补脾胃，益肝肾，降呃逆。

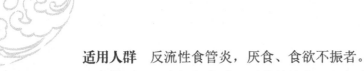

适用人群　反流性食管炎，厌食、食欲不振者。

百变搭配　同食绿色菜肴，既营养均衡，又促进恢复胃肠正常功能。

山药奶面

主料　山药粉50克，面粉150克，牛奶50克，骨肉汤500毫升。

辅料　小白菜150克，姜末15克，葱花5克，精盐、味精各2克，素油少许。

烹饪与服法　将山药粉、面粉、牛奶和少量清水揉成面团，擀成面片，切成面条；小白菜洗净，切段；姜末、葱花在加素油的热锅中炒香后，注入骨肉汤烧沸，下面条煮沸，下小白菜再煮沸至熟，用盐、味精调味。空腹温热食之，可作主食。

功效　补脾益胃，生津止渴，促进和恢复胃肠正常蠕动。

适用人群　反流性食管炎，食欲不振、厌食者。

百变搭配　鸡内金粉5～10克，面汤送服。

姜楂二芽汤

主料　生姜30克，山楂20克，麦芽15克，稻芽15克。

辅料　红糖10克。

烹饪与服法　所有主料加水煎汤2次，每次煎沸20分钟，取汁加糖调味，于早晚空腹时各服1次。

功效　温中，健胃，化积，消食，降逆。

适用人群　反流性食管炎，消化不良者。

百变搭配　可同食豆苗、菜叶等制作的富含维生素、纤维素的菜肴。

白术鸡内金姜面

主料　白术、干姜各6克，鸡内金15克，面粉150克，生菜100克。

辅料　葱花5克，精盐3克，骨肉汤500克。

烹饪与服法　生菜洗净，切段；白术、干姜、鸡内金切细，焙干，打成粉，与面粉加水制成面团，擀成面片，切成面条；面条和生菜在烧沸的骨肉汤中煮熟后，加葱花、精盐调味，空腹温热食之。可作主食。

功效　暖胃止痛，消食化滞，抑制呃逆。

适用人群　反流性食管炎，厌食、食欲不振者。

百变搭配　豆苗、莴笋叶、小白菜叶可代替生菜。

豆芽肉片姜汤

主料　绿豆芽250克，猪瘦肉片100克，姜末20克，骨肉汤500毫升。

辅料 葱花5克，精盐3克，胡椒粉、味精各1克，芡粉15克。

烹饪与服法 绿豆芽在骨肉汤中煮沸20分钟以上，待用；猪瘦肉片在大碗中与姜末、精盐、胡椒粉、味精等拌匀，码味5分钟后用芡粉上浆，挑散后依次放入滚沸的豆芽汤中，煮沸几分钟即熟，盛于大碗中，撒上葱花，空腹佐餐食用。

功效 补脾益胃，调和气血，降逆止呕。

适用人群 反流性食管炎，消化不良者。

百变搭配 黄豆芽、豆苗可代替绿豆芽。

草药烧牛肉

主料 草果1枚，鲜山药150克，牛肉250克，骨肉汤约300克。

辅料 姜、葱、料酒各10克，精盐3克，素油30克，味精1克，芡粉5克。

烹饪与服法 草果去心留皮，切成颗粒；鲜山药刮去须根和表皮，洗净、切块；牛肉洗净，切块，加盐、料酒、芡粉码味，姜切丝，葱切为葱花；葱、姜在油锅中爆香后，下牛肉块、山药块翻炒几下，注入骨肉汤并加入草果粒，大火烧沸后撇去浮沫，改文火烧至酥烂，用盐，味精调味即成。空腹佐餐食之。

功效 温胃健脾，补益气血，降逆止痛。

适用人群 反流性食管炎，厌食、肠胃功能低下者。

苏姜煎饼

主料 苏子30克，生姜汁30毫升，面粉150克。

辅料 葱末10克，食盐2克，素油适量。

烹饪与服法 将苏子研末，与生姜汁、面粉和为面团，可加水适量，放盐和葱末揉匀，分成10份，擀成10个薄饼坯，油锅内煎成两面金黄煎饼，空腹食之，每日1剂，10日为1个疗程。

功效 调中补虚，下气化痰，降逆止呕，开胃进食。

适用人群 反流性食管炎者，老人噎膈、反胃者，寒性呃逆者尤为适宜。

百变搭配 荞麦面可代替小麦面。将饼坯改为面片，切成面条，加150克菜叶，用猪骨头汤或猪肚汤煮熟食用，其效果更好。

青椒松花蛋

主料 松花蛋1个，嫩青椒50克。

辅料 味精1克，食醋2克，酱油5克，香油3克，白糖1克，姜末5克。

烹饪与服法 将市售松花蛋去灰泥、洗净，在蒸笼（锅）中蒸5～10分钟，杀死沙门菌，放凉，去壳，撕去薄膜，切成三棱形状6小块，摆入小碟里。嫩青椒去把，放入柴灰余烬或炭火上烤熟，拍去灰（或洗净、沥干后在干热滚烫的锅里煸熟），用手撕成条，放在松花蛋上；酱油加其余辅料拌兑成汁，淋于青椒、松花蛋上，拌匀，空腹佐餐食用。每日服1剂。

功效 健胃和中，止呕益脾。

适用人群 反流性食管炎，厌食、食欲不振者。

百变搭配 怕辣者可选用不辣的嫩柿椒、不辣的红柿椒等。

姜汁翡翠

主料 鲜嫩蚕豆500克，老生姜50克。

辅料 高级食醋35克，香油15克，盐3克，味精1克。

烹饪与服法 选用鲜嫩蚕豆剥去皮，分成两瓣；放入沸水中焯至熟软起锅；沥干水后盛于盘中，放盐1克，香油5克拌匀、晾冷。老生姜洗净、去皮、切末剁蓉，与食醋35克、盐2克、味精1克，香油10克兑成汁，淋在熟豆瓣上，拌匀空腹食，可当主食，分2～3餐食用；亦可当菜肴服食。

功效 健胃、和中、止呕。

适用人群 反流性食管炎，食欲不振者。

百变搭配 老蚕豆发涨、剥去皮后100克，与嫩蚕豆500克相当，只是色为金黄；可同食蔬菜、谷类、薯类流质、半流质饮食。

拌萝卜丝

主料 红皮萝卜400克，生姜蓉20克，精盐6克，红油辣椒40克。

辅料 酱油10克，花椒面1克，葱末10克，醋4克，白糖2克，芝麻油15克，味精1克，香菜段15克。

烹饪与服法 将萝卜洗净，去须根，入沸水中汆一下，煮死附于表皮上的寄生虫卵，切成细长丝，盛于盘内，加入余下主料和全部辅料拌匀、入味约5～10分钟即成。菜质脆嫩、咸辣香鲜，为佐饭小菜，可饮汁。

功效 开胃，和中，止呕，佐餐。

适用人群 反流性食管炎，消化不良、厌食者。

百变搭配 亦可用胡萝卜丝制作，甜咸味，胡萝卜素、维生素A等含量丰富。

拌胡（红）萝卜干

主料 胡（红）萝卜500克，大葱段15克，生姜蓉20克，红辣椒油30克。

辅料 精盐1克，白糖3克，酱油20克，花椒面、味精各1.5克，芝麻油10克。

烹饪与服法 将胡（红）萝卜洗净后，放在筷子粗细的两根竹棍之间，正、反两面用花刀斜剖成不断线网状，用麻绳穿起，挂于当风处吹干（5～10天即可）。随吃随用。先用水发涨，洗净，沥干后，切成网状薄片或长丝；盛于碗内，加入余下的主料和全部辅料，拌匀入味5～10分钟即可食用。

功效　开胃，和中，止呕，佐饭。

适用人群　反流性食管炎，厌食者。

百变搭配　大头菜、芥头（榨菜头）等可用相同方法制作。尚可制作糖醋萝卜丝、酸辣萝卜丝等，可根据自己口味嗜好，选料调味。

拌冲辣菜（"冲菜"）

主料　青菜薹1000克，红辣椒油50克，青菜叶适量。

辅料　盐10克，醋15克，酱油15克，白糖3克，味精2克，花椒面1克，油50克。

烹饪与服法　选用新鲜青菜薹心洗净，晾吹蔫，用刀切成细颗粒（不沾生水）。净锅中火将油烧至四成热时，下青菜薹颗粒炒熟，立刻趁热盛于大碗内按紧；上盖洗净、沥干水分的菜叶，约焖6小时后，加盐拌匀；再加其余主料、辅料拌匀、分盘即成。空腹或佐餐随意食用。

功效　冲鼻提神，佐饭，促胃肠正常蠕动。

适用人群　反流性食管炎，厌食、食欲不振等患者。

姜蔗汁

主料　甘蔗1000克，生姜100克。

辅料　大蒜适量。

烹饪与服法　甘蔗洗净、去皮、剁成小粒，置果汁机或压榨取汁，待用；生姜洗净，横切薄片，置果汁机或压榨取汁，待用；大蒜去皮，洗净，现捣为细碎泥，待用。发病时取甘蔗汁100克，生姜汁9克，蒜泥2克混合调匀服用，每日1次。

功效　防治胃食管反流、呃逆。

适用人群　反流性食管炎，呃逆患者。

百变搭配　鲜葡萄、枇杷各等量，分别取汁各30克，混合调匀称之为葡萄枇杷汁。每日可1～3次，直至胃食管反流，呃逆痊愈。

砂仁姜粥

主料　砂仁10克，生姜10克，粳米100克。

辅料　骨头鲜汤1000克。

烹饪与服法　将砂仁和生姜（洗净、横切薄片）用纱布包好，放在骨头鲜汤中小火煎沸20分钟后，弃纱布包，用汤汁与粳米熬粥服用，每日1剂。亦可用生姜与粳米加汤熬粥，砂仁焙干研末，用稀粥将砂仁送服。其效较佳。

功效 温胃健脾，止呃逆。

适用人群 反流性食管炎，呃逆等患者。

百变搭配 配刀豆20克（减或不减粳米20克，均可），共熬为粥，其效更好。尚需食用蔬菜、谷类、薯类等制作的佳肴。

扁豆粥

主料 扁豆60克（或鲜白扁豆120克），粳米100克。

辅料 鲜汤1500克，姜末10克。

烹饪与服法 将扁豆、粳米、姜末（出锅前5分钟）与鲜汤共熬成稀稠适宜之粥。早晚各空腹食用1次。

功效 健脾益胃，止呃逆。

适用人群 反流性食管炎，呃逆患者。

百变搭配 配洗净、切碎的鲜嫩青菜叶共煮（后下）为粥，既均衡营养，又促进胃肠正常蠕动，对恢复胃肠功能大有好处。

姜苏饮

取生姜15克，紫苏叶10～15克，加水煎汤（亦可鲜品捣烂取汁），加糖调味代茶饮，对寒性反流性食管炎、寒性呃逆、寒性呕吐患者，热服有良效。简便易行，为大众常用法。剂量可酌情加减。

第六章　上消化道出血

上消化道出血是指屈氏韧带以上的食管、胃、十二指肠和胰、胆等病变引起的出血；胃空肠吻合术后的空肠上段病变所致出血亦属此范围。

一、临床表现与诊断

（1）**常见典型症状**　①呕血、黑粪、便血是消化道出血特征性临床表现。小量出血则表现为粪便隐血试验阳性、黑粪或柏油样便提示上消化道出血（但应排除食用血块、菠菜等食物后出现的黑粪）；若十二指肠病变部位出血速度过快时，在肠内时间短，粪便颜色呈暗红色。②失血性周围循环衰竭。③贫血。④氮质血症。⑤发热，多数患者在24小时内常出现低热，持续数日。

（2）**出血严重程度的估计和周围循环状态的判断**　1次出血量400毫升以内时多无全身症状；当出血量超过500毫升，失血速度快时，可出现头昏、乏力、心动过速和血压过低等表现。严重性出血指3小时内需要输血1500毫升才能纠正休克。持续性出血指在24小时内两次胃镜检查所见均为活动性出血。

（3）**病史**　消化性溃疡患者80%～90%都有慢性、周期性、节律性上腹疼痛和不适史，并在饮食不当、精神疲劳、使用某些药物，如非甾体抗炎药（NSAID）等诱因下并发出血，出血后疼痛减轻，急诊或早期胃镜检查可发现溃疡出血灶。门脉高压伴食管胃底静脉曲张破裂出血可表现为大量呕血。45岁以上慢性持续性粪便隐血试验阳性应警惕胃癌的可能性。

（4）**内镜检查**　这是消化道出血定位、定性诊断的首选方法，其诊断正确率达80%～94%，可解决90%以上上消化道出血的病因诊断。

（5）**X线钡剂检查**　仅适用于出血已停止和病情稳定的患者。放射性核素显像，可发现0.05～0.12毫升/分活动性出血的部位，常用静脉注射 ^{99m}Tc 标记的自体红细胞后作腹部扫描，对合并出现Merkel憩室有较大诊断价值。选择性血管造影对急性、慢性或复发性消化道出血的诊断和治疗有意义。对疑似小肠活动性出血者，可予吞线试验。各种检查均不能明确原因时，可考虑剖腹探查。

二、防治措施

（1）**一般治疗** 卧床休息，严密监测患者生命体征，如心率、血压、呼吸、尿量及神志变化，并进行重症监护。对症处理如保持患者呼吸道通畅、避免呕血引起窒息，必要时吸氧；大出血患者宜禁食；少量出血者可适当进流食。

（2）**补充血容量** 以输入新鲜全血为好。在配血同时可先用右旋糖酐或其他血浆代用品500～1000毫升静脉滴注，同时适量滴注5%葡萄糖氯化钠注射液及10%葡萄糖注射液。有酸中毒时可用乳酸钠、碳酸氢钠注射液静脉滴注。

（3）**上消化道大出血的止血处理** ①冰盐水使胃降温止血，如去甲肾上腺素8毫克加于生理盐水（10～14℃）或冰盐水150毫升分次口服，可使出血的小动脉收缩而止血（但不宜用于老年人）。②应用抑制胃酸分泌和胃黏膜药保护（参见消化性溃疡病和急、慢性胃炎用药）。③内镜直视下止血。④食管静脉曲张破裂出血非外科治疗，如气囊压迫、给予垂体后叶素（0.2～0.4单位/分）、内镜下硬化剂注射和套扎术、介入治疗等。

三、西药治疗

（1）**垂体后叶素** 初始静脉注射或滴注0.2～0.4单位/分，止血后每12小时减0.1单位/分；可降低门脉压8.5%，止血成功率（上消化道出血）50%～70%，但出血复发率高。可与硝酸甘油联合应用。

（2）**奥曲肽** 8肽主要用于门脉高压引起的食管、胃底静脉曲张破裂出血；应激性和消化性溃疡出血、重症胰腺炎出血等，1次0.1～0.2毫克，每8小时1次，疗程3～5天或根据病情进行调整，严重者静脉给药。

（3）**生长抑素** 14肽用于急性严重上消化道出血、急性胰腺炎等，静脉给药，首先缓慢静脉注射250微克（3～5分钟内）为负荷剂量，继以250微克/小时的速度静脉滴注。12～24小时以内止血后应继续用药48～72小时，以防止再出血，通常的治疗总时间不超过120小时。

（4）**血管扩张药** 不主张大量出血时用，与血管收缩药合用，或止血后预防再出血时应用较好。常用硝苯地平（心痛定）与硝酸盐类（如硝酸甘油）等，有降低门脉压的作用。

（5）**凝血酶** 用于上消化道出血，10～100单位/毫升的溶液（粉剂加灭菌的牛奶中）口服或局部灌注止血，效果良好。严禁注射。本品必须直接与创面接触，才能起止血作用。如出现过敏症状，应立即停药。

四、中医药治疗

（1）**云南白药（胶囊）** 可用于包括吐血在内的上消化道出血：成人口服1～2粒（0.25～0.5克），每日2～4次；2～5岁，按成人1/4剂量服用；6～12岁，按1/2剂量服用。重症出血可先服1粒"保险子"，或遵医嘱。

（2）**云南红药（胶囊）** 由三七、重楼、泽泻、玉葡萄根、滑叶跌打、大麻药、制黄草乌、金铁锁、石菖蒲、西南黄芩等精制而成。可用于胃溃疡吐血等症。口服，一次2～3粒，一日3次，重症可先服一粒"保险子"，或遵医嘱。

（3）**三七片（胶囊）** 可用于有吐血症状的上消化道出血。口服，一次2～6片（粒），一日3次；或遵医嘱。

（4）**三七血伤宁（胶囊）** 由三七、大叶紫珠及提取物、重楼、冰片、朱砂、生草乌、黑紫藜芦、山药等精制而成。可用于胃及十二指肠溃疡出血等症。温开水送服，一次1粒（重症服2粒），一日服3次；或每隔4小时服一次，初服者若无副作用，可如法连服多次。2～5岁小儿一次服1/10粒，5岁以上一次服1/5粒，或遵医嘱。

此外，上消化道出血患者尚可选用的中成药有：断血流颗粒（胶囊、口服液），裸花紫珠片，止血定痛片（煅花蕊石、三七、海螵蛸、甘草）等，遵医嘱服用。益气止血颗粒（白及、党参、黄芪、炒白术、茯苓、枸骨叶、地黄、防风）、溃平宁颗粒（大黄浸膏、白及、延胡索粗碱）、止血宝胶囊（小蓟）、紫地宁血散（大叶紫珠、地苓）等对症用药亦有良效。

五、饮食原则与食疗药膳方

1.饮食原则

① 参见胃、十二指肠溃疡病药膳与食疗。

② 若为急性胰腺炎出血，则应严格限制刺激胰液分泌的食物，如脂肪含量高的食物。选用易消化的碳水化合物食品。给予无脂或低脂流食，如米汤、藕粉、杏仁茶、菜汤、蛋清汤等。病情好转后，每日脂肪摄入量可由10克以下渐增至40克。

可食用含B族维生素和维生素C丰富的食物，如超细麦麸粥加糖、蔬菜汁、鲜果汁等，可用有轻微泻下或软便作用的蜜糖水、蔗糖水等。忌用油腻不易消化，并促进胆汁、胃液、胰液分泌的食物，如浓稠肉汤、鸡汤等。每日可进食6～7餐，每日每次进食量宜少且相等。

2.食疗药膳方

呕血药膳1号

主料 鲜藕节500克，猪肚500克，花蕊石20克，白及20克，生姜20克。

辅料 食盐、味精、葱花、花椒粉、鸡精、胡椒粉各适量。

烹饪与服法 花蕊石、白及共研细末，等分为6小包。将鲜藕节洗净，拍碎；猪肚洗净后切成寸半长方块，与洗净拍碎的生姜共入锅内，注入清水约1500毫升，大火烧沸后，撇去浮沫，改为小火炖至藕节酥透；分6次用，辅料调味后，分6次温服，食藕节和猪肚，并于每次用温汤冲服花蕊石和白及粉一小包。以早晚空腹时温服为佳，为3日用剂量，宜细嚼慢咽，徐徐吞服。

功效 理血，止血，调节免疫功能。

适用人群 呕血、上消化道出血患者，有出血倾向者。

注 白及不易研末，可与藕节、猪肚一起炖服。

呕血药膳2号

主料 生地50克，生大黄2克。

辅料 白糖适量。

烹饪与服法 生大黄研成细末，分为2小包备用。将生地放入砂锅内加水约200毫升，小火煎沸约半小时后，用白糖调味后分2次温服，每次冲服或调服生大黄末1小包。煎过的生地也可细嚼慢咽服食。

功效 清胃止血。

适用人群 胃热出血患者。

禁忌 虚寒泄泻者忌服。

白及猪肚汤

主料 白及20克，猪肚500克，卷柏20克，生姜20克。

辅料 食盐、味精、葱花、花椒粉、胡椒粉各少量。

烹饪与服法 卷柏研细粉，等分为6小包，备用。白及用清水冲洗去浮尘。猪肚洗净后切成寸半长方块，与洗净拍碎的生姜共入砂锅，注足清水，大火烧沸后去浮沫；改为小火，熬炖至猪肚酥烂为止。用辅料调味，分6次食猪肚，每次用温汤冲服卷柏粉1小包。白及亦分6次服食，细嚼慢咽，徐徐吞服。

功效 止血，理血，调节免疫功能。

适用人群　上消化道出血患者，有出血倾向者。

百变搭配　鸡肫、鸭肫、鹅肫可替代猪肚。

藕节莲梗荷叶粥

主料　猪骨500克，藕节100克，莲蓬1个，荷梗20克，鲜荷叶1张，粳米100克。

辅料　姜末5克，葱花5克，红糖20克或盐3克。

烹饪与服法　将藕节、莲蓬、荷梗加水煎汤3次，每次煎沸20分钟，合并煎液，与洗净的粳米、猪骨共煮为粥，鲜荷叶为锅盖。粥熬好后调入姜末、葱花、红糖或盐调味，空腹温热食之。每日1剂。

功效　止血、止泻。

适用人群　上消化道出血，久泻久痢、便血者。

百变搭配　将藕节用荷叶包裹好，黄泥封固，置余烬中烧成炭，研末，每餐前15分钟，用本方药汁或稀粥、米汤送服10克，有协同止血之效；饴糖（麦芽糖）可代替红糖。

补虚正气粥

主料　炙北黄芪60克，人参15克，粳米120克。

辅料　白糖少许。

烹饪与服法　将炙北黄芪装入纱布袋中，与人参加水适量后，煎水两次后，弃纱布药袋，将人参与两次水煎药汁与粳米共煮为稠粥。白糖调味，温热空腹食之，日服2次。

功效　补中益气。

适用人群　包括上消化道出血后，面色苍白，精神困顿者；或少气懒言，倦怠乏力，食欲不振，大便稀溏，面目浮肿等气虚证者服用，有良效。

百变搭配　伴有心悸气短、失眠健忘者，可加当归10克，其效更佳。

藕节骨头汤

主料　藕节500克，猪骨头500克。

辅料　葱花5克，姜末5克，盐或红糖适量。

烹饪与服法　藕节和猪骨头分别洗净，砸碎，加水熬汤，衡沸1小时后，加葱花、姜末、盐或红糖调味后，空腹温服汤汁；食藕节，细嚼慢咽。每日1剂。

功效　止血、壮骨。

适用人群　包括上消化道出血在内的各种出血性疾病患者。

百变搭配　血余炭10克，每日3次，每次用本方汤汁送服。

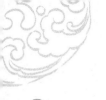

白茅花根骨汤

主料 白茅花30克，白茅根60克，猪骨头500克。

辅料 红糖适量。

烹饪与服法 猪骨洗净、砸碎后与白茅花、白茅根加水熬汤，衡沸1小时后，取汁加红糖调味，空腹温服汤汁，分3次服，每日1剂。

功效 止血，壮骨，利小便。

适用人群 上消化道出血等病人。

百变搭配 卷柏粉10或血余炭10克，每日3次，每次用本方汤汁送服。

藕节地黄骨汤

主料 藕节500克，熟地黄20克，猪骨500克。

辅料 红糖适量。

烹饪与服法 藕节、猪骨分别洗净，砸碎；熟地黄洗去浮尘，三者加水熬沸1小时，加红糖调味，空腹温热饮汤汁，食藕节和熟地黄。

功效 止血，补血，壮骨。

适用人群 上消化道出血等病人。

百变搭配 余血炭10克，每日3次，每次用本方汤汁送服。

藕节韭菜汁

主料 藕节500克，韭菜（叶、根）500克。

辅料 红糖或蜂蜜适量。

烹饪与服法 将藕节和韭菜分别洗净，切碎，置榨汁机中取汁，分次饮服，每日1剂，可用红糖或蜂蜜调味后饮用。

功效 止血、止痛。

适用人群 上消化道出血等病人。

百变搭配 调服三七粉1～5克，增强止血之效。可用取汁后残渣煎汤送服。

藕节莲荷汁

主料 藕节500克，荷叶1张，鲜莲蓬1个，鲜荷梗250克。

辅料 红糖或蜂蜜适量。

烹饪与服法 将4味主药分别洗净，切碎，置榨汁机中取汁，分次加糖调味后饮服，每日1剂。

功效 止血，止泻。

适用人群 上消化道出血等病人。

百变搭配 调入百草霜15克，或血余炭10克，用本方取汁后残渣煎汤送服。

五味藕汁

主料 鲜藕（带节）1000克，鲜梨、生荸荠、生甘蔗、鲜生地各500克。

辅料 嫩韭菜叶10克。

烹饪与服法 将5味主料分别洗净，切碎，置榨汁机中取汁；嫩韭菜叶洗净，沥干后切成末；取榨好的汁50～100毫升，撒上韭菜叶末，空腹饮用，日服2～3次；以晨起和晚上睡前饮用为宜。

功效 止血，补充维生素、矿物质和微量元素。

适用人群 上消化道出血及咯血、血友病、鼻衄、齿衄病人。

百变搭配 三七粉1～5克，用本方取汁后残渣煎汤送服，可增强止血之效。

复方藕节汤

主料 藕节100克，侧柏叶30克，韭菜（叶、根）30克，三七粉4.5克。

辅料 红糖适量。

烹饪与服法 将鲜藕节、侧柏叶、韭菜（叶、根）分别洗净，煎汤；或切碎捣烂后置榨汁机中取汁，加三七粉和红糖调味后饮服。每日1剂。以空腹饮用为宜。

适用人群 胃出血等病人。

百变搭配 藕节加猪骨，或本方取汁后残渣加猪骨炖汤，空腹饮用，可增效。

莲藕侧柏叶饮

主料 莲藕250克，侧柏叶60克。

辅料 红糖少许。

烹饪与服法 加莲藕、侧柏叶分别洗净，沥干，捣烂，冲开水冷饮。亦可煎汤加糖调味后服用，每日1剂。

功效 止血。

适用人群 胃出血患者。

百变搭配 重症出血者，可加服三七粉1～5克。

复方藕节骨头汤

主料 藕节250克，白及20克，猪骨500克。

辅料 红糖适量。

烹饪与服法 主料分别洗净，沥干，拍（砸）粉碎，加水煎汤，用红糖调味，空服饮用。每日1剂。

功效 止血。

适用人群 上消化道出血等病人。

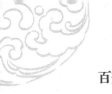

百变搭配 重症可加服三七粉1～5克。

苎麻根粥

主料 生苎麻根60克，糯米100克，大麦面30克，陈皮6克。

辅料 食盐或红糖少许。

烹饪与服法 将生苎麻根洗净，横切薄片；陈皮用清水洗去浮尘，与苎麻根共入纱布袋中，扎紧袋口，放入锅内，加糯米、大麦面和清水约1500毫升，同煮为粥，令稀稠适宜。加盐或红糖调味，空腹温热食之，日服2次。

功效 理气健胃，止血安胎，益气健脾。

适用人群 原因不明的消化道出血，溃疡出血、肺咯血；妊娠胎动不安、腹中痛，时有阴道流血等；咳血、吐血、尿血、月经过多、崩漏、紫癜等属热证者，本方均有一定止血作用，可用于辅助食疗。粥中苎麻根、陈皮可细嚼慢咽，徐徐服下，也可弃之。

百变搭配 生藕节、白及有协同止血作用；重症可加服三七粉1～5克。

当归羊肉汤

主料 当归、黄芪、党参各25克，羊肉500克。

辅料 葱节15克，姜、料酒各10克，味精1克，盐2克。

烹饪与服法 将羊肉洗净，在沸水中余去血水、减膻味后，切块；与当归、党参、黄芪（纱布袋装、扎紧袋口）共入锅内；羊肉块与料酒、葱节、姜（拍碎）、味精、盐在锅内拌匀，码味约20分钟，注入清水约1500毫升，武火烧沸时撇去浮沫，改用小火煨炖至羊肉酥烂即成。空腹分次吃肉、当归、党参，喝汤。

功效 益气补血，调节免疫功能。

适用人群 血虚及病后气血不足，上消化道出血，各种贫血患者。

百变搭配 失血性、出血性病人可添加藕节、白及；出血者酌情加服血余炭10克，或干荔枝壳烧炭研末20克；重症出血者可酌情加服三七粉1～5克。

生地白及鸡

主料 生地黄250克，白及150克，乌（骨）鸡1只。

辅料 料酒10克，味精2克，饴糖（麦芽糖）适量。

烹饪与服法 将鸡宰杀后去内脏，洗净；生地黄和白及洗去浮尘，切薄片，与饴糖拌匀，装入用料酒和味精涂匀、码味15分钟后的鸡腹内，将鸡放在蒸盆（钵）中，盖上盖子，入蒸笼（锅）内蒸至骨酥肉烂即成。空腹分10次温热食之，每日食2～3次。食鸡肉、生地黄、白及，饮汤汁。

功效 补髓养血，收敛止血，消肿生肌，增强免疫力。

适用人群　上消化出血，溃疡病出血，外伤出血，热病烦躁，发斑发疹，阴虚低热，消渴，吐血，衄血，尿血，崩漏患者等。

百变搭配　鸡肫洗净后亦可用本方蒸熟食用；藕节、血余炭与本方有协同止血作用。

十全药鸡

主料　地榆15克，槐花9克，党参、茯苓、炒白术、白芍各5克，生地黄、当归各7.5克，藕节20克，甘草2.5克，乌鸡肉500克。

辅料　葱节10克，姜片10克，绍酒10克，味精2克，盐2克。

烹饪与服法　将乌鸡肉洗净，剁成块，与辅料拌匀，码味15分钟；地榆、炒白术、甘草装入纱布袋中，扎紧袋口后，与其余7味中药和码好味的鸡块共入锅内，注入清水约1500毫升，武火烧沸后撇去浮沫；加盖，改小火烧至骨酥肉烂，弃纱布药袋即成。空腹温热食肉，喝汤；每日分服3次，每1～2日服1剂。

功效　调补气血，止血。

适用人群　上消化道出血，溃疡病出血及气血两虚、面色萎黄者。

百变搭配　鹌鹑肉、鸡肉、菜鸽肉可代替乌鸡肉。

鸡血藤大枣炖骨

主料　鸡血藤30～60克（布包），大枣10～20枚，猪骨（带肉）500克。

辅料　红糖适量。

烹饪与服法　鸡血藤装入纱布袋中，扎紧袋口，与大枣、猪骨（带肉）共入砂锅中，加水约1000毫升，小火炖至骨肉分离，弃纱布药袋、枣核和骨头，食枣肉、猪肉，饮汤汁（用红糖调味），分2～3次空腹饮服，每日1剂。

功效　补血止血，促进血小板生成。

适用人群　上消化道出血、血小板减少症。

百变搭配　配用藕节、花生衣等，可协同止血，促血小板上升。

猪蹄红枣汤

主料　猪蹄1只，红枣20枚。

辅料　红糖适量。

烹饪与服法　将猪蹄在炭火上烤至焦黄色，在清水中刮洗干净，对剖成两半，剁成小块，与红枣共入砂锅，注水约1000毫升，小火炖至骨酥肉烂时即成。现吃加红糖，热服，每日分次空腹服用。每日服1剂。

功效　补血止血，促进血小板生成。

适用人群　上消化道出血、血小板减少症。

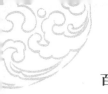

百变搭配　猪皮可代替猪蹄；尚可选用羊蹄（4只）、牛蹄1只交替炖服。

花生衣荷叶枣汤

主料　花生衣20克，鲜荷叶1张，大枣10枚，带肉猪骨500克。

辅料　红糖适量。

烹饪与服法　将花生米浸泡搓下外衣，浸泡水与荷叶（切碎）、大枣（去核）、带肉猪骨（洗净、砸破、切段）共入砂锅内，加水1000毫升，小火炖至骨肉分离，去骨头、枣核即成。服用时可现用红糖调味，食枣肉、猪肉、花生衣，饮汤，早晚空腹食用。每日1剂。

功效　补血，止血，促进血小板生成。

适用人群　上消化道出血、血小板减少症等患者。

百变搭配　去衣后的花生米煮（煎）熟后，亦可分次食用。

花生赤豆大枣炖骨

主料　花生米50克，赤小豆10克，大枣20枚，带肉猪骨500克。

辅料　红糖适量。

烹饪与服法　花生米、赤小豆、大枣分别洗去浮尘，带肉猪骨洗净，剁切成节，共入砂锅，注入清水约1000毫升，小火炖至骨肉分离时，去骨和枣核即成。服时现用红糖调味，食枣肉、赤小豆、猪肉，饮汤，早晚空腹服用。每日1剂。

功效　补血止血，利湿消肿，促血小板生成。

适用人群　上消化道出血、血小板减少症患者，兼有轻度湿热、轻度浮肿者。

百变搭配　温汤送服侧柏叶粉10克，或三七粉3克，可协同止血。

胎盘生地鸡血藤汤

主料　胎盘30克，生地30克，鸡血藤30克。

辅料　红糖适量。

烹饪与服法　以上三味主料煎汤3次，每次煎汤取汁约300克，每次煎沸半小时，合并煎汁，加红糖调味，分早、中、晚空腹饮热汤，每日服1剂。

功效　补血，止血，凉血，促进血小板、白细胞上升。

适用人群　上消化道出血，血小板减少症，白细胞减少症患者。

百变搭配　小儿、年老及体弱者，剂量酌情减少，主料可各用5～10克。

乌龟桃仁杜仲汤

主料　乌龟肉250克，核桃仁100克，杜仲15克。

辅料　红糖适量。

烹饪与服法 将乌龟去内脏，洗净，取250克与核桃仁、杜仲共入锅内，加入清水约1000毫升，小火炖至乌龟骨酥肉烂时即成。服时现用红糖调味，空腹时早晚分次食龟肉、核桃仁，饮汤。每日服1剂，10天为1个疗程。

功效 补血，止血，轻微降血压，促血小板、白细胞生成。

适用人群 上消化道出血、体虚者，血小板减少和白细胞减少者。

百变搭配 可同时食用蔬菜、谷类、薯类等流质、半流质饮食。

槐花侧柏大枣汤

主料 带肉猪骨500克，槐花12克，大枣60克，侧柏叶10克（布包）。

辅料 红糖适量。

烹饪与服法 将侧柏叶装入纱布袋中，扎紧袋口，与槐花、大枣、带肉猪骨（洗净、砸破、剁成5厘米长段）共入砂锅内，加水1000毫升，小火熬炖至骨酥肉烂时，去骨和纱布药袋即成。现服时用红糖调味，空腹分早、晚两次吃槐花、枣肉、猪肉，饮汤。每日服1剂。

功效 补血，止血，促血小板生成。

适用人群 上消化道出血者，血小板减少症患者。

百变搭配 将主料煎汤当茶饮，可不用猪骨。

参芪枸枣鸡汤

主料 党参15克，北黄芪15克，枸杞子15克，大枣20克，鸡肉200克。

辅料 红糖适量。

烹饪与服法 北黄芪（横切薄饮片）装入纱布药袋内，扎紧袋口，与其余主料共入砂锅内，注入清水约1000毫升，小火炖至鸡骨肉分离时，去骨和纱布药袋，即成。现服时用红糖调味，分早晚空腹吃大枣（去核）、党参、枸杞子、鸡肉，饮汤。每日1剂。

功效 补血，止血，促血小板、白细胞生成。

适用人群 上消化道出血者，血小板、白细胞减少者。

百变搭配 血余炭10克，每日早晚各用温汤冲服1剂，协同止血。

第七章　肠易激综合征

一、临床表现与诊断

肠易激综合征（IBS，过去称为结肠痉挛、结肠激惹综合征、黏液性结肠炎、过敏性结肠炎、结肠功能紊乱等）是临床上最常见的一种胃肠道功能紊乱性疾病，是具有特殊病理生理基础的身心疾病，主要症状为：腹痛，腹胀，大便习惯改变，并伴大便性状异常。症状可持续存在或间歇发作，但缺乏形态学和生物化学异常改变等可用器质性疾病解释的临床症状。肠易激综合征大致可分为腹泻型、便秘型、腹泻便秘交替型和腹痛型。发病年龄多以青年人和中年人为主，在20～50岁多发，老年后初次发病者少见，但常伴有胃肠功能紊乱的其他表现。男女比例约（2～5）：1，有家族聚集倾向。可伴有功能性消化不良等。

体格检查通常无异常，部分患者有多汗、脉速、高血压等自主神经失常（调）表现，腹痛时可有扪及性压痛、坚硬的结肠或其他肠襻。行乙状结肠镜检时，极易感到腹痛，对注气反应敏感，肠道极易痉挛而影响操作等，对诊断有帮助。

IBS的诊断标准是：在过去的12个月内，至少有12周时间（不必连续）出现腹部不适或疼痛症状，且这些症状具有以下特征中的两种：①症状可因排便而缓解；②症状发生与排便次数改变有关；③症状发生与大便性状改变有关。

支持IBS的症状为：①每周排便少于3次；②每日排便多于3次；③硬或干结的大便；④稀溏或水样便；⑤排便有紧迫感；⑥便急（急需如厕）；⑦便不尽感；⑧排黏液便（仍有大便实质）；⑨腹部饱胀感。其中以腹泻为主者，有②、④或⑥项的一项以上，和没有①、③或⑤；以便秘为主者，有①、③或⑤项的一项或以上，和没有②、④或⑥。

二、防治措施

以对症治疗为主。矫正与症状相关的病理生理,改善胃肠动力,解除或减轻患者的腹泻、便秘、产气或痉挛的特异性症状,同时辅以必要的心理和饮食等的综合治疗,改善患者的肠道功能状态。心理治疗需耐心解释,消除疑虑,建立诚信医患关系,可采用催眠疗法、生物反馈疗法、认知行为疗法、动态心理疗法等。

三、西药治疗

(1)泻剂 对于便秘型肠易激综合征,首选高渗性轻泻剂,如氧化镁乳30～45毫升,睡前服;或乳果糖15～30毫升睡前服;尚可选用甲基纤维素、聚乙二醇400散剂、硫酸镁溶液等。

(2)抗腹泻药 对于腹泻型肠易激综合征,可用洛哌丁胺,口服,一次2～4毫克,4次/日。也可选用复方地芬诺酯、复方樟脑酊、蒙脱石(思密达、必奇)。

(3)抗肠痉挛药物 对痉挛性腹痛型肠易激综合征,除常用的阿托品、颠茄、山莨菪碱等外,尚可选用丁溴东莨菪碱、东莨菪碱、匹维溴铵、曲美布汀、溴丙胺太林(普鲁本辛),应遵医嘱用。

(4)精神药物 安定类(如地西泮),三环类抗抑郁药(如阿米替林),以及帕罗西汀、艾司唑仑(舒乐安定)均须遵医嘱用。

(5)消胀剂 二甲硅油、复方谷氨酰胺、复方阿嗪咪特等可促胃肠正常蠕动,对恢复胃肠功能有相当疗效。

(6)肠道微生物调节剂 如双歧杆菌活菌、双歧三联活菌、酪酸菌等可促进肠道有益菌群正常生长,改善便秘。

四、中医药治疗

① 车前子5克,水煎服,睡前服。适用于便秘型。

② 大黄7克,火麻仁17克,每日1剂,水煎服。适用于一般便秘。

③ 中成药:对便秘型,可选用麻仁润肠丸(软胶囊)、三黄片、麻仁滋脾丸、苁蓉润肠口服液等。

复方黄连素制剂的副作用是便秘,对腹泻型肠易激综合征,既可发挥清热泻火的作用,又有止泻作用。通常可服3～5片,每日服3次。

此外，尚可选用参苓白术丸（散、颗粒）、肠康片、健胃愈疡片（颗粒）、六君子丸、丁蔻理中丸等。

五、饮食原则与食疗药膳方

1.饮食原则

调整饮食，给予高纤维食物。避免敏感食物和产气（如豆类及其制品）食品；根据胃肠动力变化特点，改变膳食结构，如细麦麸馒头、嫩车前草凉拌菜肴、魔芋、未研磨去种皮的黑米粥及其他高纤维食物（各种蔬菜）对改善便秘有明显效果。

2.食疗药膳方

凉拌车前草蒜苗

主料　嫩车前叶芽100克，蒜苗（青蒜）100克。

辅料　食盐5克，味精、花椒粉、胡椒面、芝麻油各适量。

烹饪与服法　将嫩车前草和蒜苗去根须和黄叶，充分洗净后，在沸水中氽一下，切成寸半节，与辅料拌匀后食用，每日1剂。可佐餐。

功效　促胃肠正常蠕动，有一定杀（抑）菌和解毒功能。

适用人群　肠易激综合征便秘型。

红薯蒸猪排

主料　红薯300克，猪排骨（带肉）500克，大米50克。

辅料　八角2粒，花椒、精盐、酱油、豆瓣、白糖、味精、姜末、葱花、绍酒各适量，开水煮透干荷叶1张。

烹饪与服法　将大米、八角、花椒放锅内炒香，焙干，碾成粗粉；猪排骨洗净，剁成寸半长小段；红薯洗净，削去根须，切成1寸见方小块。将排骨段和薯块放入盆内，放入余下全部辅料拌匀（不宜太稀）。然后将红薯放荷叶上，再将猪排骨均匀地摆放在薯块上，盆中剩余的辅料全部撒在排骨上，包紧成五角形或四方形，用绳扎牢，置武火在大气蒸笼内蒸45分钟，即可食用。肠易激综合征便秘型者可每日服1剂。

功效　润肠，通便，增强身体免疫力；尚有抗癌功效。

适用人群　肠易激综合征便秘型。

百变搭配　芋头、马铃薯可替换红薯；牛排、鱼类可代替猪排骨。有暂时性心理障碍者，在辅料中加柏子仁粉5～15克，且有养心血，安心神，调节大脑功能之效，适用于精神紧张、压力大诱发本病的患者。如有必要，可试服柏子养心丸（片），安神补心丸、养血安神片等。

山药香菇鸡丝粥

主料　粳米100克，鲜山药100克，鸡胸肉丝100克，嫩豌豆100克，鲜香菇150克。

辅料　葱花、香菜各5克，胡椒粉、味精各1.5克，食盐2克，骨头汤2000毫升，生油、酱油、湿荧粉各10克。

烹饪与服法　将粳米、豌豆淘洗干净；鲜山药刮洗干净，切成小丁；鲜香菇洗净，切成丝；鸡胸脯肉丝用盐、部分酱油码味，湿荧粉上浆5分钟，备用。将生油热锅后，加入山药、葱花、鸡肉丝、香菇爆香，然后滴入少许酱油炒入味，注入骨头汤，放入粳米，豌豆，熬成稀稠适宜的粥，最后放入香菜、胡椒粉、味精、盐，搅匀、烧沸后盛于碗中，空腹温热食之，作主食。

功效　补益脾胃，保健强身。

适用人群　精神紧张、压力大所致肠易激综合征者。

百变搭配　糯米、荞麦可代替粳米；猪瘦肉丝可代替鸡胸肉丝；草菇、金针菇可代替香菇。

银耳香菇鸡丝笋面

主料　银耳10克，鸡胸肉丝100克，香菇（鲜）100克，鲜竹笋100克，湿面条150克。

辅料　生油10克，葱花10克，酱油、味精、食盐各适量，荧粉10克，鲜汤1000毫升。

烹饪与服法　将银耳发涨、洗净，去根蒂，撕成瓣状；鸡胸肉丝用盐、酱油拌匀，加荧粉上浆5分钟；鲜竹笋洗净，鲜香菇洗净，均切成丝，备用。将生油热锅后，加入银耳、葱花、鸡胸肉丝、香菇爆香；加入竹笋丝轻炒几下，再滴入酱油炒入味。加入鲜汤烧沸，放入湿面条，反复烧沸3次，搅匀；用盐、味精调至可口后，空腹温热食之，作主食。

功效　补气益血，疏肝理气，保健强身。

适用人群　肝气郁结、精神紧张、压力大所致肠易激综合征者。

百变搭配　木耳可代替银耳；猪瘦肉可代替鸡胸肉；香菇可换成牛肝蕈、草菇、口蘑等；面粉加水和成面团擀成面片代替市售湿面条。

百菇蒜薤烧鱼肚

主料　鱼肚、鲜香菇各100克，大蒜、薤白各30克，百合20克。

辅料 姜片、葱节各10克，精盐、白糖各3克，鲜汤150克，芝麻油少许，生油10克，湿芡粉适量。

烹饪与服法 将香菇洗净，在蕈蒂面切"十"字刀；鱼肚用温水浸软，洗净，沥干，对剖两大块；百合洗净；大蒜、薤白洗净（去表皮），备用。生油在热锅中炼香时，下姜片、葱节、大蒜、薤白翻炒出香味，放入鱼肚、香菇、百合，注入鲜汤，加精盐、白糖，搅匀，盖好锅盖，小火煨30分钟，加湿淀粉勾芡，淋上芝麻油即成。空腹温热食或佐餐食用。

功效 开胃理气，清热解毒，化痰止咳。

适用人群 肝气郁结、精神紧张、压力大所致肠易激综合征者，厌食者，消化不良者。

百变搭配 草菇、白菇、牛肝蕈可代替香菇；鸡肫、鸭肫、鹅肫可代替鱼肚。

木耳豆腐蛋菜汤

主料 木耳20克，豆腐250克，鸡胸肉20克，鸡蛋1个，小白菜叶100克。

辅料 盐3克，葱花5克，生姜片10克，胡椒粉、味精各1克，骨头汤800毫升（克），生油10克。

烹饪与服法 将木耳用温水发涨，去根蒂、洗净、撕成瓣状；豆腐洗净、切块、沥干；鸡胸肉切剁成蓉，放入研钵内，一面加少量汤汁，一面磨，打入鸡蛋，加部分盐，充分搅匀，将其倒入深的容器内，加盖蒸熟待用；油热后将木耳、葱花、生姜片炒香，注入骨头汤烧沸5分钟，加入豆腐块和洗净切段的小白菜叶，煮沸3分钟，调入胡椒粉和味精、盐，慢慢地倒入蒸成羹的深容器内即成。温热时空腹佐餐食或作主食。

功效 益气和中，生津润燥，清热解毒。

适用人群 精神紧张、压力大、肝气郁结所致肠易激综合征者，食欲不振者。

百变搭配 银耳可代替木耳；猪瘦肉可代替鸡胸肉；生菜、豆芽可代替小白菜。

远志肝肉丸菜汤

主料 远志5克，鸡肝1付（50克），鸡瘦肉50克，生菜叶100克。

辅料 精盐3克，味精2克，料酒10克，淀粉20克，胡椒粉1克，葱花5克，鲜汤800克。

烹饪与服法 生菜叶洗净，切段；远志研末；鸡肝、鸡瘦肉洗净，剁成蓉，放入碗内，加盐、味精、胡椒粉、远志末、料酒、淀粉拌匀，制成10个丸子，待用。锅内将鲜汤烧沸，放入丸子煮8～10分钟；加入菜叶，再煮沸3分钟，撒上葱花即成。空腹佐餐食用。

功效 安神益智，祛痰，散瘀。

适用人群　各类考生，精神紧张、压力大者，肠易激综合征者，食欲不振者等。

百变搭配　加柏子仁5克研成末，共制为丸，增强安神镇静之效，猪肝、猪瘦肉可代替鸡肝、鸡瘦肉。

夏季五鲜果汁

主料　葡萄、西瓜、雪梨、水蜜桃、佛手柑各50～100克。

辅料　薤白20克，白糖10克。

烹饪与服法　将以上五果洗净，去皮、去壳、去核，切成小块，放入榨汁机取汁，随意饮用。取汁后残渣煎汤，加白糖调味饮服。若24小时内不能服尽，薤白（洗净）与五果在榨汁机中共取汁，混匀，不但有防腐保鲜的作用，还有协同消暑生津之效。

功效　消暑热，生津液，解毒。

适用人群　夏季各类考生，精神紧张、压力大者，肠易激综合征者。

百变搭配　脐橙、香橼可代替佛手柑；薤头与薤白可互换，薤头（亦名薤）是薤白（小根蒜、团蒜）的同科属类。

山楂核桃仁蜜（山桃蜜）

主料　鲜山楂500克，核桃仁100克，蜂蜜50克。

辅料　凉开水500毫升（克）。

烹饪与服法　将鲜山楂去核、蒂、洗净、切块，与洗净的核桃仁放入榨汁机中取汁，兑入蜂蜜和凉开水，混匀后随量饮食。取汁后的残渣亦可煎汤服用。

功效　润肠胃，补肺肾，生津液，消饮食。

适用人群　肠易激综合征者；厌食、食欲不振者；肺虚咳嗽、肾虚阳痿、津亏口渴、大便秘结等患者。

百变搭配　添加草莓、杨梅，不但协同清热解毒、生津止渴之效，杨梅还对痢疾、腹痛、肠易激综合征有较好疗效。

枣圆芡实白果蜜

主料　大红枣10个，桂圆50个（相当于桂圆肉20克），芡实50克，白果5个。

辅料　蜂蜜适量。

烹饪与服法　红枣洗净后去核；桂圆洗净后去壳、核后取肉；白果取仁，洗净；芡实淘洗干净；锅内注入清水适量，将芡实煮软，加入大红枣、白果仁，继续煮至熟透，然后加入桂圆肉、蜂蜜，略沸即成。早晚空腹食之，每日1剂。

功效　补心益脾，养心安神。

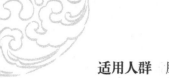

适用人群　肠易激综合征，精神紧张、压力大者，血虚型失眠症者。

百变搭配　餐中尽量食用蔬菜菜肴，促进和恢复胃肠功能。

什锦果脯

主料　桂圆肉、荔枝肉、红枣（去核）、葡萄干、梨（去核）、苹果（去核）、莲米、青果（去核）、香蕉各50克。

辅料　蜂蜜20克。

烹饪与服法　将各种主料洗净，香蕉去皮，苹果切块后，共入锅内，加水刚好淹没，以小火煎煮，常翻动，待熟软后调入蜂蜜，再煎至黏稠适宜，收汁即成。当甜食，适量零食，每日控制在100克以内。

功效　补益心脾，养心安神。

适用人群　肠易激综合征者，精神紧张、压力大者。

宜忌　湿阻中满或停饮痰火者忌食。

百变搭配　白糖、冰糖可代替蜂蜜。

莲枣蜜汁

主料　莲米250克，红枣250克，蜂蜜100克。

辅料　白糖200克。

烹饪与服法　将莲米用温水浸泡后洗净，去莲心；红枣洗净，去枣核；共入蒸碗内，加少量清水，蒸至酥烂后取出莲米、红枣盛于大盘中，待用。将蒸莲米和红枣的原汤转入锅内，加白糖熬至溶化时放进蜂蜜，收浓汁，浇在莲米、红枣上面即成。空腹时可服蜜糖枣3枚，莲米10粒，每日服3次。

功效　补气养血，补心安神，改善睡眠。

适用人群　心血虚型肠易激综合征者，精神紧张、压力大的考生等。

忌食　湿阻中满或停饮痰火者忌食。

百变搭配　加去核青果和梨，有助于清热、化食、镇咳。

参苓药糕

主料　白晒参3克，白茯苓、怀山药、芡实各10克，莲米5克，粳米粉、糯米粉各1000克，白糖200克。

辅料　谷芽20克，麦芽20克。

烹饪与服法　将白晒参、白茯苓、怀山药、芡实、莲米焙（烘）干，研成细粉；谷芽、麦芽煎汤取汁，主药粉与糯米粉、粳米粉、白糖一起放入盆内，揉成团，制成糕状，入笼蒸熟透，切成块即成。空腹温热分次适量食之，每餐控制在150～200克以内为宜。

功效 补益心脾，安神催眠。

适用人群 肠易激综合征者，心血虚型失眠症者，对伴有慢性腹泻者尤为适宜。

宜忌 凡有实证、热证、感冒患者不宜食用。

木耳豆腐烧鱼头

主料 黑木耳15克，鳙鱼头250克，豆腐250克，鲜汤适量。

辅料 姜片30克，葱节25克，葱花5克，花生油50克，泡椒30克，味精、盐各适量。

烹饪与服法 黑木耳发涨，去根蒂，洗净，撕成瓣状；鳙鱼头去鳃、鳞，洗净；豆腐切成长约4厘米、宽约2.5厘米的长方块；泡椒切成长丝，待用。将油在热锅中烧至七成热时，下姜片、葱节、泡椒丝爆香，放进鱼头缓慢翻煎至两面黄色，下鲜汤煮沸10分钟，放入豆腐小火烧10分钟，再放进木耳烧5分钟，放入盐和味精调味，盛入大碗，撒上葱花即成。空腹温热食或佐餐食用。

功效 补脑健身，滋补和血，益气生津，润肺降脂。

适用人群 肠易激综合征者。

莲米骨头汤

主料 莲米500克，猪骨500克。

辅料 食盐、葱花各少许。

烹饪与服法 将莲米（带心）和猪骨分别洗净后，小火煨炖至骨酥时即成。空腹温热食之，食前可加盐和葱花，日服2次，每次服莲米约50粒，睡前服1次，可饮汤。

功效 镇静安神，健体强身。

适用人群 肠易激综合征者，失眠者。

百变搭配 添加生菜、莴笋叶、小白菜等约200克煮熟食用。

酸枣仁粥

主料 酸枣仁粉15克，粳米100克。

辅料 骨头汤1000毫升，盐少许。

烹饪与服法 先将粳米与骨头汤煮粥，临熟，下酸枣仁粉再稍煮即成，食前加盐调味，每日1剂，早晨空腹食用。

功效 安神，养心，敛汗，壮骨，润肠。

适用人群 肠易激综合征者，失眠者等。

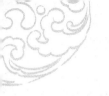

砂仁柏子蒸鱼（双仁蒸鱼）

主料 柏子仁9克，砂仁6克，鲫鱼500克（2尾）。

辅料 姜末20克，葱末20克，胡椒粉5克，味精1克，盐5克，料酒20克。

烹饪与服法 将柏子仁、砂仁共研为粉（有市售粉）；鲫鱼宰杀后去鳃、鳞和内脏，洗净，在鱼的两面划花刀后放在蒸碗里，将柏子仁粉、砂仁粉在鱼腹内涂均匀；再将辅料码味鱼身，10分钟后，再将料酒淋在鱼身上，盖上碟子，入笼（或蒸锅）内蒸熟透即成。空腹热食，或佐餐食用。

功效 养心安神，健脾消胀，行气润肠，安胎止呕。

适用人群 肠易激综合征者，孕妇脘腹胀痛，食欲不振、恶心呕吐、胎动不安者；心悸怔忡、失眠、便秘者均宜食用。

猪心蒸大枣

主料 猪心1个，大枣（去核）5枚。

辅料 姜末5克，盐3克，鲜汤50克。

烹饪与服法 将猪心带血剖开，用姜末和盐将猪心码味均匀后，放入洗净的大枣（去核），置碗内加鲜汤，盖上碟子，蒸熟透即成。空腹分2次热食。

功效 补脾益心。

适用人群 肠易激综合征者，失眠、食欲不振者等。

百变搭配 加柏子仁粉5克、酸枣仁粉5克，增加安神镇静之效。

山药枸杞炖骨头汤（药杞骨汤）

主料 山药20克，枸杞子10克，带肉猪骨500克。

辅料 生姜片20克，葱节20克，食盐5克，胡椒粉、味精各1克。

烹饪与服法 带肉猪骨洗净，砸破后剁成节，与山药、枸杞子共入锅内，加生姜片和葱节，注入清水800毫升，小火煨炖至骨酥肉烂，加盐、味精、胡椒粉调匀即成。食肉、山药、枸杞子，饮汤，温热食之，每日1剂。

功效 健脾胃，益肝肾，调气血，保健强身。

适用人群 肠易激综合征者，失眠、食欲不振者。

百变搭配 可加鲜菜叶200克煮熟同食；每日同服核桃仁30克，黑芝麻30克，有健脑补脑之效。

十全补脑粥

主料 黑芝麻10克，核桃仁4个，柏子仁、芡实、薏苡仁、白扁豆、莲米、山药、红枣肉、百合均6克，糯米100克。

辅料 骨头汤1500毫升，红糖少许。

烹饪与服法　将前10味主料与骨头汤煎煮30分钟后,再与糯米继续煮成稠粥即成。每日1剂,可分次服食,食前可用红糖调味。

功效　健脑补脑,调和气血,和胃润肠。

适用人群　肠易激综合征者。

宫保鱼姜丁

主料　净鱼肉300克,盐酥花生50克,生姜末50克,荸荠50克。

辅料　干辣椒节20克,花椒(去子)40粒,蒜片10克,葱末15克,料酒15克,盐5克,酱油6克,醋10克,白糖10克,蛋清豆粉80克,水豆粉15克,肉汤35克,猪化油、花生油各适量。

烹饪与服法　净鱼肉洗净,切成1.5厘米见方小丁,用部分盐、酱油、料酒、蛋清豆粉拌匀、上浆。荸荠洗净、去皮,切成1厘米见方小丁,与部分花椒同盛碗内,加几滴清水使花椒湿润;盐酥花生去衣,待用。取碗1个,将剩下的盐、白糖、酱油、醋、料酒、肉汤、水豆粉调成荔枝味芡汁,待用。将油烧至七成热时,下猪化油熔化、降温至四成热时,放入上浆的鱼丁,待色变白时,断生、捞出、沥干;锅内留余油约50克,待油温回升至七成热时,放入干辣椒节、花椒炸出香辣、香麻味,色棕红(忽炸焦煳)时,加入鱼丁、荸荠、姜末、蒜片、葱末等略翻炒几下,烹入兑好芡汁,颠(炒)匀,待滋汁亮油时,放入去衣花生米推匀,装盘即成。空腹佐餐或下酒,细嚼慢咽,品味服食。

功效　开胃健脾,滋补营养。

适用人群　肠易激综合征者,厌食症等病人。

百变搭配　鸡胸肉、猪瘦肉可代替鱼肉。宜同食蔬菜、谷类、薯类等制作的菜肴。

酥桃鱼

主料　净鱼肉350克,油酥桃仁100克,面粉120克,蛋清豆粉100克,柏子仁粉10克。

辅料　盐3克,料酒15克,熟油适量,椒盐粉碟1个,糖醋生菜50克。

烹饪与服法　净鱼肉洗净,片成长宽约5厘米,厚0.2厘米的鱼片,用盐、料酒码味约15分钟;将鱼片逐渐揾干水分置案板上,抹上蛋清豆粉,每张鱼片上摆放1～2粒油酥桃仁,均匀地撒上柏子仁粉,从四角抄包好,再入蛋清豆粉中裹匀,再放入面粉中沾裹均匀,做成酥桃鱼生坯;然后放入烧至五成热的油锅中,反复炸两次至熟,待油温回升到六成热时,再放入炸至色黄、皮酥时,捞出摆于盘内,镶上糖醋生菜,配椒盐粉碟即成。空腹或佐餐用均可。

功效　开胃健脾,滋补营养,养心安神。

适用人群　肠易激综合征者，食欲不振等患者。

百变搭配　尽量同食蔬菜、谷类、薯类等制作的佳肴。各种淡水鱼如鲤鱼、草鱼、鳙鱼、鲢鱼均可，鱼片大小、厚薄要一致，从四角抄粘紧；炸制火力和油温要适当。

富贵鱼

主料　鲤鱼1尾（约750克），水发冬菇40克，水发金钩（虾仁）40克，熟火腿40克，冬笋40克，蛋清豆粉75克，鱼糁100克。

辅料　姜片15克，葱节15克，料酒30克，味精、胡椒粉各2克，食盐6克，鲜汤500克，湿淀粉30克，猪化油、熟油各适量。

烹饪与服法　将鱼去鳞、去鳃，从背侧剖开剔去背脊骨，取出内脏洗干净，用部分盐、料酒、部分姜片、部分葱节拌匀，码味约15分钟。冬菇、冬笋、火腿分别切成长4厘米、宽（粗）0.3厘米的细丝，下猪化油锅炒熟，加入金钩（虾米）、盐、胡椒粉、味精拌匀制成馅泥。任意在剖口处抹上层蛋清豆粉，再敷上鱼糁，与鱼背脊平齐，用竹签两根从鱼鳃平穿至尾部；放入烧至七成热的熟油锅中，至鱼皮炸紧时捞出，抽去竹签。滗出大部分炸油，锅底留余油约50克，烧至四成热时，放葱节、姜片炒香，注入鲜汤，放入鱼片、盐、料酒、胡椒粉烧沸，改用小火至鱼酥软时，将鱼拣出装入盘内。锅内汤汁改用中火收汁，下湿淀粉30克勾芡，加味精推匀，起锅淋在鱼上即成。空腹或佐餐服食。

功效　补脾胃，益气血，健脑，补脑。

适用人群　肠易激综合征患者，压力大、精神紧张者。

百变搭配　鲳鱼、鲢鱼、青鱼、草鱼等可代替鲤鱼。

双仁鱼头豆腐

主料　砂仁3克，柏子仁6克，鳙鱼头1个（约500克），冬菇、火腿各30克。

辅料　葱节、姜片各10克，料酒10～20毫升（克），精盐5克，鲜汤500克，豆腐1块约500克，花生油50克。

烹饪与服法　砂仁、柏子仁研成细粉；鳙鱼头（花鲢鱼头）去鳃鳞洗净，料酒码味去腥；冬菇洗净、切片；火腿切薄片；豆腐清洗一下，切成小块，待用。炒锅中用油约50克烧至六七成热时，下葱节、姜片和火腿片煸香，注入鲜汤约500克，放入鱼头，加入砂仁粉、柏子仁粉、冬菇、料酒、精盐，置中火上炖25分钟后，将豆腐放入，再煮15分钟入味即成。空腹或佐餐食用。

功效　补脾胃、益气血，健脑补脑，安神。

适用人群　肠易激综合征者，压力大、精神紧张者，考生均可食用。

百变搭配　鲤鱼头、草鱼头、鲶鱼头可代替鳙鱼头。

核桃仁鸡丁

主料 核桃仁60克，鸡胸肉200克。

辅料 蒜片、葱节各10克，盐5克，料酒10克，鸡汤约50克，湿淀粉15克，素油适量，姜片5克。

烹饪与服法 鸡胸肉切成1厘米见方小丁；核桃仁在沸水中焯一下去涩味，沥干，用素油炸香，待用。鸡肉丁用盐2克码味，湿淀粉上浆后，再下六成热油锅里滑透、沥干，待用。油锅留余油约30克，再热至七成热时，下葱、姜、蒜、料酒、盐、鸡汤烧沸成滋汁，放入鸡丁，核桃仁炒匀，装盘即成。空腹或佐餐食用。

功效 补气益血，健脑补脑，安神养心。

适用人群 肠易激综合征者，压力大、精神紧张者，考生均可食用。

百变搭配 猪瘦肉、兔肉等可代替鸡胸肉。用核桃仁、鸡汤与大米共熬为粥食用，其效亦佳。

参枣山药骨汤

主料 党参25克，大枣10枚，鲜山药100克。

辅料 带肉猪骨500克，生姜20克，葱白（连须根）1根，盐3克。

烹饪与服法 党参、大枣洗去浮尘；鲜山药洗净，刮去外皮和须根；带肉猪骨洗净、砸破、剁成寸半节；生姜洗净、拍碎；共入砂锅，加水1000毫升，大火烧沸时撇去浮沫，改小火炖至骨肉分离时，加入盐和葱白（洗净、切碎）。空腹温时服食，每2日1剂。

功效 补气益血，滋阴健脾，健体强身。

适用人群 肠易激综合征、神经衰弱等患者，症见心悸健忘、多梦易醒、肢倦神疲、易激易怒、精神紧张等。

百变搭配 尽量同食蔬菜、谷类等半流质或普食。

三仁药粥

主料 柏子仁5克，酸枣仁5克，薏苡仁10克，粳米100克，鲜山药100克。

辅料 骨头汤1500克，盐3克，姜末5～10克。

烹饪与服法 将柏子仁、酸枣二、薏苡仁共研为末。粳米淘洗干净；鲜山药洗净，刮洗去表皮和须根，滚刀法切成块，与骨头汤熬粥30分钟后，加入三仁末、姜末，再沸3分钟后加盐调味，空腹热食。每日服1剂。

功效 养心安神，健脾益胃。

适用人群 肠易激综合征者，神经衰弱患者。

百变搭配 每日保持食用约500克蔬菜菜肴。干山药饮片25克与鲜山药100克相当。

八宝粥

主料 白扁豆25克，薏苡仁25克，莲米25克，核桃仁25克，桂圆肉25克，百合25克，红枣10枚，糯米200克。

辅料 猪骨肉汤2000克，盐3克。

烹饪与服法 将主料分别洗净，共入砂锅，加猪骨肉汤用小火熬酥烂、稀稠适宜之粥即成。早晚空腹热食，临食时才用盐调味（亦可不用盐）。每日服1剂。

功效 补益脏腑，通畅经脉，调理血气，健体强身。

适用人群 肠易激综合征、神经衰弱者，症见遇事内急（欲大小便），多梦心悸，健忘神倦，食少无力等。

百变搭配 配党参5克，当归5克共熬为粥，名曰："养生十全粥"。

三参麦豆粥

主料 党参10克，沙参10克，川丹参10克，糯米50克，小麦50克，豌豆20克。

辅料 骨肉汤1500克，姜末10克，盐3克。

烹饪与服法 将三参洗去浮尘，切为粗粒；糯米、小麦、豌豆淘洗干净后，与三参共入锅内，加骨肉汤共熬为粥约40分钟时，三参熟软，糯米、小麦、豌豆酥烂，加入姜末和盐，搅匀再沸即成。空腹分早晚服用，每日1～2日服1剂。

功效 补气理血。

适用人群 肠易激综合征、心脾两虚型神经衰弱者，症见少寐多梦、心神不宁、悲忧善哭、易激易怒、关键时刻欲大小便。

龟枣百合汤

主料 小龟1只（约250克），大红枣10枚，百合30克。

辅料 鲜骨肉汤1000克，盐3克。

烹饪与服法 将龟去内脏、洗净，剁切成块，与枣、百合共入砂锅，加鲜骨肉汤炖至酥烂时，加盐调味即成。早晚空腹食肉、枣、百合，饮汤。每日1剂，每周2～3次。也可用冰糖调味服用。

功效 滋阴，养心，安神，益肺。

适用人群 肠易激综合征、神经衰弱、心悸健忘、头晕目眩，关键时刻内急（要大小便）等患者。

第八章　胃肠型感冒

一、临床表现与诊断

感冒分普通感冒和流行性感冒（习称流感）。感冒多为呼吸道病毒性传染病，极少数与细菌性感染（或并发）有关。主要通过飞沫传播，传染性强，可有发热、头痛、全身肌肉疼痛、咽喉不适或疼痛、咳嗽、打喷嚏、流涕、鼻塞等症状。临床分普通轻型感冒、支气管肺炎型感冒、中毒型感冒和胃肠型感冒等。在此只叙述胃肠型感冒，除有上述症状外，典型的表现有呕吐、腹泻症状，病毒性感冒多在2～3天可恢复，不需抗生素治疗。婴幼儿及体弱者可引起肺炎等并发症。

二、防治措施

随季节和气温变化，随时增减衣服；增强机体抵抗力，包括适当锻炼身体，食用清淡而富于营养的饮食；增强自我保健意识等。

三、西药治疗

西药治疗强调对症用药，可选氨酚咖黄烷胺片（胶囊）、酚麻美敏片、氨酚美伪片（滴剂）、复方氨酚烷胺片（胶囊、颗粒）、感冒清片（胶囊）等。商品名繁多，但其主要成分以解热镇痛药为主，配方成分包括抗病毒、抗过敏及糖皮质激素等。

金刚烷胺、金刚乙胺预防甲型流感有一定效果。由于流感病毒经常变异，疫苗预防须遵医嘱。

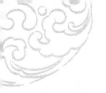
四、中医药治疗

中医药方剂和成药防治胃肠型感冒疗效非常好，辨证论治，可随症加减。

（1）午时茶（颗粒） 方中含广藿香、紫苏叶、苍术、陈皮、厚朴、白芷、川芎、羌活、防风、山楂、麦芽（炒）、六神曲（炒）、枳实、柴胡、连翘、桔梗、前胡、红茶、甘草。有祛风解表，化湿和中之效。适用于胃肠型感冒之外感风寒，内伤食积证，症见恶寒发热，头身痛楚，胸脘满闷，恶心，呕吐，腹痛，腹泻者。开水冲服，一次服6克，一日服1～2次。

（2）调胃消滞丸 由紫苏叶、苍术（泡）、羌活、防风、白芷、薄荷、前胡、姜汁、制厚朴、陈皮（蒸）、神曲、乌药（醋制）、半夏（制）、砂仁、豆蔻、茯苓、草果、枳壳、广藿香、川芎（酒蒸）、木香、香附、甘草等精制而成。有疏风解表、散寒化湿、健胃消食之效。适用于胃肠型感冒之风寒夹湿，内伤湿滞证，症见恶寒发热，头痛身困，食少纳呆，嗳腐吞酸，腹痛泄泻者。口服一次2.2克，一日服2次。

（3）藿香正气水 其剂型不同，药物组成也有区别。水、片、颗粒、滴丸、口服液、软胶囊由广藿香油、紫苏叶油、白芷、厚朴（姜制）、大腹皮、生半夏、陈皮、苍术、茯苓、甘草浸膏组成；而合剂、胶囊剂由广藿香、紫苏叶、白芷、厚朴（姜制）、大腹皮、法半夏、陈皮、白术（炒）、茯苓、桔梗、生姜、大枣、甘草组成。均有解表化湿，理气和中之效。适用于胃肠型感冒之外感风寒，内伤湿滞或夏伤暑湿证，症见头痛昏重，胸膈痞闷，脘腹胀痛，呕吐，泄泻者。由于剂型不同，须按说明书或遵医嘱服用。

（4）暑湿感冒颗粒 由藿香、佩兰、紫苏叶、白芷、香薷、防风、半夏、陈皮、苦杏仁、茯苓、大腹皮精制而成。有消暑祛湿，芳香化浊之效。适用于暑湿引起的胃肠型感冒，症见胸闷呕吐，腹泻便溏，发热，汗出不畅者。开水冲服，一次8克，一日服3次。小儿酌减。

（5）保济丸 由广藿香、苍术、白芷、化橘红、厚朴、菊花、蒺藜、钩藤、薄荷、茯苓、薏苡仁、神曲茶、稻芽、木香、葛根、天花粉精制而成。有解表、祛湿、和中之效。适用于胃肠型感冒之外感表邪，胃失和降所致的发热、头痛、腹痛、腹泻、嗳食嗳酸、恶心呕吐、肠胃不适、消化不良、舌质淡、苔腻、脉浮者。温开水一次送服1.85～3.7克，一日服3次。

（6）六合定中丸 由广藿香、香薷、陈皮、厚朴（姜制）、枳壳（炒）、木香、檀香、山楂（炒）、六神曲（炒）、麦芽（炒）、稻芽（炒）、茯苓、木瓜、白扁豆（炒）、紫苏叶、桔梗、甘草精制而成。有祛暑除湿，和中消食之效。适用于胃肠型感冒内伤湿滞、复感外寒引起的腹泻、呕吐、腹痛、胸闷、恶心、不思饮食、恶寒发热、头痛者。温开水送服，一次3～6克，一日2～3次。

（7）**四正丸** 由广藿香、香薷、紫苏叶、白芷、厚朴（姜制）、白扁豆（去皮）、木瓜、大腹皮、茯苓、槟榔、白术（麸炒）、檀香、桔梗、枳壳（麸炒）、法半夏、陈皮、山楂（炒）、六神曲（麸炒）、麦芽（炒）、甘草精制而成。有祛暑解表，化湿止泻之效。适用于胃肠型感冒之内伤湿滞，复感外寒所致腹泻、腹痛、恶心、呕吐、胸闷、腹胀、不思饮食、恶寒发热、头痛者。姜汤或温开水送服，一次2丸，一日服2次。

五、饮食原则与食疗药膳方

1.饮食原则

胃肠型感冒饮食宜清淡易消化，忌食辛辣油腻之品，忌服补性中药，忌烟限酒（戒烈性酒），可选用软食、流食、半流食中的高蛋白、低脂肪饮食。

2.食疗药膳方

薤白小米肉粥

主料 薤白20～50个，小米150克，精瘦肉50克。

辅料 姜末10克，细葱白10克，食盐或红糖适量。

烹饪与服法 精瘦肉洗净后切成小丁，与淘洗干净的薤白、小米共入锅内，加水约2000毫升；武火烧沸后，再用文火煮熟成粥，加入辅料后调味，温服。

功效 和胃止痛，疏肝理气，解表散寒。

适用人群 胃肠型感冒脾胃虚弱、厌食者。

百变搭配 独蒜头5～10枚可代替薤白；粳米、嫩玉米可代替小米。若同时服用六合定中丸等前述治疗胃肠型感冒的中成药（方剂），疗效更佳。

骨汤蘑菇面

主料 鲜食用蘑菇150克，湿面条300克，骨肉汤1000毫升。

辅料 细碎葱白20克，姜末10克，胡椒粉1克，味精1克，食盐5克。

烹饪与服法 将鲜蘑菇洗净，撕成细条（若为金针菇，应去根蒂），放入煮沸的骨肉汤锅中，中火加锅盖煮熟后，再放入湿面条直至煮熟透，最后加入全部辅料调味，温热食用。

功效 温中止痛，解表散寒；调节免疫功能，增强机体抗病能力。

适用人群 胃肠型感冒脾胃虚弱、厌食者。

百变搭配 鲜食用蘑菇可选口蘑、平菇、松茸、金针菇、鸡枞、牛肝菌等。

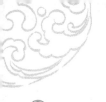

温胃猪肚汤

主料 荜澄茄6克，猪肚1只，葱白段20克。

辅料 细碎葱花20～50克，姜末15克，料酒15克，食盐5克，胡椒粉3克。

烹饪与服法 将荜澄茄洗净；猪肚洗净，切成小块；然后将备好的荜澄茄、猪肚块、料酒、葱白段、姜末共入锅内，加水适量，用武火煮沸后去浮沫，改文火，加盖炖至肚块酥软为止。分次温服时用盐、胡椒粉和细碎葱花10克调味，徐徐服用或佐餐食用。

功效 温胃散寒，行气止痛。

适用人群 胃肠型感冒脾胃虚弱、厌食者。

百变搭配 牛肚、羊肚、鸡（鸭、鹅）胗可代替猪肚。

葱姜山药骨汤

主料 葱白段20克，老姜20克，鲜山药150克，骨头汤800毫升。

辅料 细葱花10克，细姜末5克，食盐3克。

烹饪与服法 鲜山药刮去根须皮后，洗净切成薄圆片，老姜洗净、拍碎，共入煮沸的骨头汤中，去浮沫后加入葱白段，文火煮熟，加辅料调味、温服。

功效 健胃除湿，温中散寒，解表。

适用人群 胃肠型感冒患者。

豆豉姜葱汤

主料 淡豆豉20克，生姜10克，葱白10克。

辅料 红砂糖10克。

烹饪与服法 将生姜、葱白分别洗净后拍碎，与淡豆豉一起放入砂锅内，加清水约300毫升，煮沸5～10分钟。取汁用红糖调味后温服，每日1剂。可连服3～5日，或遵医嘱。

功效 辛温解表，发汗解毒，开胃增食，消食化滞，除烦平喘。

适用人群 胃肠型感冒病人，与感冒病人密切接触者（预防性饮用）。

骨汤菜粥

主料 带肉猪骨500克，粳米150克，豇豆500克。

辅料 姜末10克，葱花10克，食盐5克或红砂糖10克。

烹饪与服法 将带肉猪骨洗净，再将骨砸破（砸碎），切成约寸半长的小块；粳米淘洗干净；豇豆洗净，切碎，备用。将带肉猪骨块和粳米共入锅内，注入清水2000毫升，大火煮沸，去浮沫后，改为小火，在熬成烂稠粥前5分钟，放入碎豇豆，搅匀后小火衡沸5分钟，加入辅料调味，温服（分1～2次），每日1剂，可连服3～5日，可当主食。

功效 对胃肠型感冒有防治作用。

适用人群 正常人及感冒（胃肠型）初期病人。

百变搭配 绿色蔬菜如豆角类蔬菜（植物蛋白含量丰富，如四季豆、豇豆、扁豆、豌豆苗）、小白菜、油菜、雪里蕻（芥菜）、苋菜、芹菜、萝卜、番茄、胡萝卜、花椰菜（花菜）、甘蓝（莲花白）等可选用。

神曲蒸鱼

主料 鲫鱼300克，六神曲一块。

辅料 生姜末20克，葱花20克，葱末5克，鸡精、食盐、熟猪化油各适量。

烹饪与服法 将六神曲研磨成细面；鲫鱼去鳃、鳞、内脏，洗净后放入碗中，然后将六神曲面、姜末、葱末、鸡精、盐、熟猪化油均匀抹在鲫鱼上，码味10分钟后入笼，用盘加盖，火蒸15分钟后取出，撒上葱花，温服或佐餐。可常食。

功效 健脾，滋补营养。

适用人群 胃肠型感冒，功能性消化不良者。

百变搭配 神曲、砂仁粉可替换六神曲，其他淡水鱼类如鲤鱼、文昌鱼、武昌鱼、鳙鱼、胖鱼（头）亦可替换鲫鱼。

荸荠酿猪肚菜

主料 猪肚1个，荸荠500克，鲜嫩菜叶200克。

辅料 生姜末20克，盐5克。

烹饪与服法 将荸荠洗净，削去外皮，入洁净的猪肚内，以白线缝合切口，入锅内并加水适量，大火煮沸去浮沫；改为小火，加入姜末，盖上盖，炖至烂熟，拆线，将猪肚切成块，连同荸荠一起盛入碗中；另将鲜嫩菜叶洗净，切成2寸段，放入汤中煮沸3～5分钟，加盐调味后盛入另一碗中，分次温服。

功效 健脾补虚，消痞化积，促进胃肠功能恢复。

适用人群 胃肠型感冒，功能性消化不良者。

百变搭配 鸡肫、鸭肫、鹅肫及牛肚、羊肚亦可与荸荠配伍炖服，羊肚对脾胃虚寒（冷腹）者疗效更好；且可加生姜20克去膻味，与陈皮20克用清水洗去浮尘后，用双层纱布包好入锅，可增加健脾补虚之效。

枇杷叶粥

主料 枇杷叶25克，粳米60克。

辅料 冰糖5克。

烹饪与服法 将鲜枇杷叶拭去叶背上的茸毛，洗净切细，布包好后煎汁3

次，每次煎沸20分钟，去渣后与淘洗干净的粳米共煮成粥。调入冰糖，温热空腹食之，日服2次。

功效 和胃降逆，清肺止咳。

适用人群 胃肠型感冒者，症见胃热呕吐、呃逆、口渴等，有清胃降逆之效。尚可用于慢性支气管炎病人的辅助食疗。

百变搭配 粟（小米）、荞麦、嫩玉米可代替粳米。

豉茹粥

主料 淡豆豉10克，青竹茹15克，粳米60克。

辅料 盐或糖少许。

烹饪与服法 先煎沸淡豆豉、青竹茹3次，每次煎沸20分钟，弃渣留汁，与淘洗干净的粳米共煮为粥；用盐或糖调味后，温热空腹食之，日服2次。

功效 和胃止呕，清热除烦。

适用人群 胃肠型感冒，风热外感，烦闷不已者，对老人、小儿、孕妇颇为相宜。

百变搭配 粟（小米）、荞麦、普通稻米可代替粳米。

神仙粥

主料 糯米100克，生姜15克，带须葱白20克。

辅料 食醋20毫升。

烹饪与服法 生姜洗净、切末；带须葱白洗净、切末；糯米淘洗干净，与姜末加水适量，共煮为粥；加葱白末烧开，调入醋，搅匀；温热食之，日服2次。

功效 和胃止呕，益气解表。

适用人群 感冒风寒初起，胃寒证者，症见恶寒发热，头痛身疼；或胃中冷痛，泛吐清水，食欲不佳，无汗或汗少者。本粥在感冒流行时期，有预防和治疗作用。胃肠型感冒者相宜。

百变搭配 粳米、粟（小米）、荞麦可代替糯米。

荷叶粥

主料 鲜荷叶1张，粳米100克。

辅料 冰糖少许。

烹饪与服法 粳米淘洗干净，加水入锅煮粥；荷叶洗净，覆盖粥上煮至叶熟，去叶。加入冰糖，空腹温食，日服1～2次。

功效 清热利湿，和胃升清。

适用人群 胃肠型暑热感冒者，症见身热心烦，口渴喜饮，唇干舌燥，肢倦乏力，小便短少；或脘痞呕恶，腹胀泻泄等。

百变搭配　加白扁豆10～20克，解暑化湿之效更佳。

扁豆菜粥

主料　白扁豆40克，粳米60克，莴笋叶150克。

辅料　骨头汤1500克，盐1～3克。

烹饪与服法　莴笋叶洗净，切段；白扁豆、粳米分别淘洗干净，共入锅内与骨头汤一起煮成粥，至粥将好时加入莴笋叶，再煮沸3分钟，加盐调味即成。空腹热食，日服2次。

功效　健脾和中，化湿消暑，促进胃肠正常蠕动。

适用人群　胃肠型暑湿感冒者。

百变搭配　本方加人参，名扁豆人参汤，治脾胃虚弱，呕吐、泄泻、食少、神倦乏力等症，其补中益气、健脾养胃之功更为显著。此方人参可用党参代之，剂量10克左右。

芦根粥

主料　芦根30克，粟米60克。

辅料　蜂蜜10克，姜末5克。

烹饪与服法　将生芦根洗净，横切薄片，煎汁3次，每次煎20分钟，去渣留汁，与淘洗干净的粟米共煮为稠粥；入蜂蜜、姜末，再次煮沸即成。空腹温食，日服3次。

功效　清热生津，除烦止呕。

适用人群　胃肠型暑热夹湿感冒，尤其适用于老人、小儿热病伤津，烦热口渴，舌燥津少者。

苏子姜葱粥

主料　苏子10克，姜末6克，粳米80克，带须葱白20克。

辅料　白糖或冰糖少许。

烹饪与服法　苏子焙（烘）干后研成末，与粳米加水共熬为稀粥；带须葱白洗净，切成末，与姜末一起加入稀粥中，再熬几分钟为稠粥，加糖调味，空腹热食。日服2次。

功效　除烦止呕（主治胃肠型风寒感冒）。

适用人群　胃肠型感冒患者，症见恶寒发热、浑身酸痛、鼻塞喷嚏、心烦欲呕。

百变搭配　荞麦、粟（小米）、麦片可代替粳米。

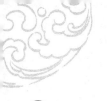

姜葱糖水

主料　姜末15克，带须葱白20克，红糖30克。

辅料　山泉水300毫升。

烹饪与服法　带须葱白洗净，切碎；与姜末加山泉水煮沸5分钟，加红糖化开后，空腹热饮，日服2次。

功效　辛温解表，止呕。

适用人群　风寒感冒初起者，症见头痛鼻塞，或淋雨受凉、寒冷腹痛胃肠型者。

百变搭配　加嫩蒲公英苗15克共煎，可增强抑菌抗病毒之效。

豆腐葱白汤

主料　豆腐250克，带须葱白20克。

辅料　蒜泥15克，酱油10克，葱花5克，醋5克，花生油5克，清汤300毫升。

烹饪与服法　豆腐切成寸半长方条，带须葱白切成末；蒜泥、葱花、酱油和醋放入碟中拌匀；油在炒锅烧至六成热时，放入葱白炒香，加入清汤300毫升，放入豆腐条，中火煮沸3～5分钟即成。空腹温热食之，豆腐可蘸碟中佐料后食用，热汤送服。

功效　解表和中。

适用人群　胃肠型感冒者。

百变搭配　添加淡豆豉10克，协同增效，名曰"豆腐豆豉葱白汤"。

金银花山楂蜜饮

主料　金银花30克，山楂15克。

辅料　蜂蜜25克。

烹饪与服法　金银花、山楂分别加水200毫升煎沸3次，每次煎沸10分钟，合并3次煎液，调蜜热服。每日服1剂，可分2次饮下。

功效　清热解毒，和胃润肠。

适用人群　胃肠型感冒病人，症见感冒发热、头痛、口渴、食欲不振者。

百变搭配　加带须葱白15克，增加解表发汗之效。

姜茶糖水

主料　生姜15克，绿茶10克。

辅料　红糖15克。

烹饪与服法　生姜洗净刮去表皮，拍碎，加绿茶共煎成汁，盛入茶杯中，加红糖溶化饮服；第1次饮干后，可重复加开水冲服2次饮用。每日1剂。

功效 解表和中。

适用人群 胃肠型感冒初起病人。

百变搭配 蜂蜜可代替红糖，润肠效果较好。

葱姜鱼头豆腐汤

主料 鳙鱼头1个（约250克），豆腐100克，鲜紫苏叶20张，生姜25克。

辅料 酸菜100克，鲜汤500克，盐3克，葱白（带须）25克，花生油20克。

烹饪与服法 鳙鱼头去鳃，洗净；豆腐切成寸半长方块；鲜紫苏叶洗净；生姜洗净，横切薄片；酸菜横切细丝，备用。炒锅内倒油，将酸菜、葱白、姜片炒香后，放入鱼头和鲜汤，中火加盖煮沸15分钟后，放入豆腐块煮5分钟，最后放鲜紫苏叶、盐煮沸2分钟即成。趁热空腹食之，吃鱼肉、豆腐、酸菜，饮汤。

功效 解表和中，温胃止呕。

适用人群 胃肠型感冒初起病人。

百变搭配 可加味精1～2克，青鱼、草鱼可代替鳙鱼头。可加豆豉10克。

注 趁热吃，卧床盖被至微汗，每日食1～2次；服用本方时注意避风寒。

苏叶蛋汤

主料 苏叶30克，鸡蛋1个。

辅料 蜂蜜少许。

烹饪与服法 将苏叶放入双层纱布袋，扎紧袋口，加水煎沸10分钟，弃药袋，留汁烧开后，打入鸡蛋，搅匀，再用小火煮3分钟即成。趁热加蜂蜜调味，吃蛋花饮药汁。服后盖被取汗，汗出即愈。

功效 解表和中。

适用人群 胃肠型感冒初起病人。

百变搭配 添加带须葱白10克，淡豆豉5克，可增强解表发汗之效。

葱豉蒸鲫鱼

主料 活鲫鱼500克（3尾），葱白50克，生姜50克，豆豉200克。

辅料 醪糟50克，花生油20克，食盐3克。

烹饪与服法 将鲫鱼宰杀后，用刀去鳃、鳞和内脏，洗净，用盐和醪糟将鱼身涂匀，在碗中码味15分钟，备用。生姜和葱白分别洗净后，切碎，与豆豉一起在热油锅中炒香，炒匀后放在鱼上面，盖上碟子，入笼或蒸锅中蒸熟（约20分钟）即成。分次热食。

功效 温中和胃，清热解表，保健强身。

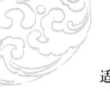

适用人群　胃肠型感冒初起病人。

百变搭配　青鱼、鲳鱼可代替鲫鱼。

大蒜葱白汤

主料　大蒜250克，葱白（带须）500克。

辅料　蜂蜜少许。

烹饪与服法　大蒜去皮、洗净，拍碎；葱白（带须）洗净，切段；将大蒜、葱白段放入锅中加水2000毫升，煎沸3～5分钟即成。可加蜂蜜调味，空腹1次饮100毫升（克），1日饮3次，可食蒜、葱。

功效　发汗解表，清热解毒。

适用人群　预防流行性感冒。

百变搭配　增加淡豆豉50克，起协同作用。

绿豆葱白粥

主料　绿豆50克，粳米50克，葱白20克，小白菜100克。

辅料　盐或糖适量。

烹饪与服法　绿豆和粳米分别淘洗干净，加清水约1000毫升，共熬成稀稠适度之粥；出锅前5分钟，加入洗净、切碎的葱白、小白菜，煮三五沸后出锅，用盐或糖调味，空腹热食，每日服2～3次。食后洗热水浴，休息，并穿好衣服，其效更好。

功效　清热、解表、发汗。

适用人群　暑热、风热、感冒、高温作业者。

百变搭配　黑米、糯米、小米等可替换粳米；生菜、莴笋叶可替代小白菜。

大蒜葱豆粥

主料　独头蒜10个，葱白20克，赤小豆20克，粳米100克，虾米5克。

辅料　盐或糖各适量。

烹饪与服法　赤小豆、粳米分别淘洗干净，独头蒜去皮、洗净，共入锅内，加入清水1000毫升，中火加盖煮沸20分钟，加入洗净、切碎的葱白和虾米，改小火再熬10分钟，即成。空腹热食（现用盐或糖调味），每日2～3次。

功效　发汗解表，利尿去湿。

适用人群　普通感冒；正常人防治感冒，伴湿热者。

百变搭配　出锅前5分钟，可加洗净、切碎的绿叶菜煮粥食用。

葱白春卷

主料　山东大葱（白）50克，生姜5克，蒜泥10克，面粉100克，黄花菜

50克。

辅料 高级酱油适量，盐5克，味精2克，胡椒粉2克，花椒粉1克，面肥10克，甜酱3克。

烹饪与服法 将面粉与面肥混匀，加清水适量搅成稠膏状，待发酵起泡（不得有酸味）时，于平油锅上摊薄煎成两面微黄的馍饼约100～150张。将黄花菜（萱草花）择洗干净后，入沸水汆熟、沥干，切成两节；山东大葱洗净，撕去表皮薄膜层，切成约两寸长细丝；生姜洗净，切成末，共入大盘中，加入蒜泥、盐、味精、胡椒粉、花椒粉和高级酱油（生抽）等充分拌匀，供卷馍饼食用，可同时蘸甜酱食，每日服1～3次。

功效 解表，清热，发汗，祛毒。

适用人群 胃肠型感冒，易患感冒者。

百变搭配 可用姜糖热汤，送服，增强解表发汗效力。

参苏驱寒面汤

主料 党参10克，鲜紫苏叶10克，生姜10克，大枣3枚，湿面条150克，生菜叶50克。

辅料 高级酱油20克，盐3克，鲜汤适量。

烹饪与服法 将党参切碎、捣为末；鲜紫苏叶洗净，切成蓉；大枣洗净、泡软、去核，一起放入锅内，注入鲜汤，加酱油和盐，煮沸5分钟后盛于大碗中，另将湿面条和洗净的生菜叶放入沸水锅煮五沸熟透，捞入盛有生姜的大碗中，拌匀热食，每日1剂，可连服3～5天。

功效 疏风散寒，祛痰止咳，益气解表。

适用人群 胃肠型感冒，体弱受风寒、恶寒发热者，无汗、鼻塞、咳嗽等寒性感冒。

注意 体质强健者忌用；寒湿证者慎用；单纯性痰热型咳嗽、气喘及风热表证者不宜用。

百变搭配 粳米100克可替换湿面条150克，熬粥，治风寒感冒亦有效。

桑菊米汤

主料 鲜嫩桑叶10克，鲜菊花10克，米汤200克。

辅料 白糖5～10克。

烹饪与服法 将鲜桑叶、鲜菊花分别择洗干净，切细成蓉，加米汤烧沸3～5分钟后，用白糖调味，空腹温热服下。每日可服2～3次。

功效 散风清热，宣肺止咳。

适用人群 胃肠型感冒，风热感冒初起病人；预防感冒。

百变搭配 可用大米、小米、荞麦等50克熬成稀烂粥，出锅前5分钟加入桑叶、菊花细蓉，复煮沸，加糖调味后热食，其效亦佳。

北板蓝根菜粥

主料 北板蓝根10克，粳米50克，莴笋叶100克。

辅料 姜末5克，葱末5克，鲜汤1000克，盐3克。

烹饪与服法 将北板蓝根用清水洗去浮尘，再用清水发涨，切成细末，与淘洗干净的粳米、鲜汤共熬成稀烂粥；出锅前加入洗净、切碎的莴笋叶、姜末、葱末和盐；复煮三五沸即成。空腹温热服食，每日服2～3次。

功效 清热解毒，凉血，利咽，消肿，解表。

适用人群 胃肠型感冒、咽喉肿痛患者；预防感冒。

注意 忌烟酒及辛辣、生冷、油腻食物；风寒感冒者不适用。

百变搭配 大青叶（板蓝根之叶）可替换北板蓝根，有清热解毒之效。

夏桑菊茶

主料 夏枯草、桑叶、菊花各3～6克。

烹饪与服法 将主料共10～18克加水煮沸10分钟，趁热饮用，每日可饮服1～3剂。

功效 清肝明目，疏风散热，除湿痹，解疮毒。

适用人群 胃肠型感冒，伴有高血压患者尤相宜。

第九章 功能性消化不良

　　消化不良发病率比消化性溃疡病高2～8倍。约占消化专科门诊病人的19%～41%,分器质性消化不良和功能性消化不良两类。器质性消化不良是指患有:①上消化道疾病,如食管、胃、十二指肠、肝、胆、胰腺疾病,胃、十二指肠手术后和肿瘤等;②全身性疾病;③服用某些影响胃运动和排空的药物(阿片类、阿托品类、β-肾上腺素能类等)及妊娠等。此处不进行阐述。功能性消化不良,指病因未明,未能发现器质性或全身性疾病的慢性持续性或反复发作性上腹部症状群,约25%～30%的人群在一生中都有发病。

　　功能性消化不良可能与以下因素有关:①胃酸分泌及胃、十二指肠对胃酸敏感性的改变;②胃蠕动和胃排空功能异常;③腹腔感觉敏感性改变;④其他因素,如幽门螺杆菌感染,饮食尤其是饮用水源中氟化物含量过高等。

一、临床表现与诊断

　　(1)表现　上腹部(剑突下和左上腹)或胸骨下段疼痛、不适,尤其是餐后加重,上腹饱胀、嗳气、食欲不振、恶心、呕吐、烧心和反酸等。这些症状可呈慢性持续性或反复发作,并与体力活动、局部及全身疾病无关。病程超过4周以上。临床分运动障碍型、反流样型、溃疡样型和混合型。

　　(2)诊断　根据临床表现,参考内镜、X线、B超和实验室检查,排除器质性病变,同时除外糖尿病、结缔组织病及腹部手术等有关情况;或行胃排空检查及胃电图,如有胃排空延缓或胃电节律紊乱证据,则支持本病诊断;但须与胃轻瘫进行鉴别。

二、防治措施

① 避免长期劳累，生活无规律，戒烟限酒。

② 化解不良情绪如抑郁、精神紧张，减轻压力；或进行心理疏导，树立战胜疾病的信心。

三、西药治疗

① 抑酸药物　对于有反流样型或溃疡型消化不良症状者，可酌情选用中和胃酸的药物及胃黏膜保护药，如大黄碳酸氢钠、复方氢氧化铝、复方次硝酸铋、复方铝酸铋、枸橼酸铋钾、吉法酯、胶体果胶铋、硫糖铝、曲昔派特、米索前列醇等。

② 抗幽门螺杆菌药　可选用甲硝唑、红霉素、阿莫西林（羟氨苄青霉素）等和铋剂二联或三联治疗。

③ 慎用 H_2-受体拮抗剂（如西咪替丁等）、质子泵抑制剂（如奥美拉唑等）。酌情选用胃肠动力药，如甲氧氯普胺（胃复安）、多潘立酮（吗丁啉）、法莫替丁等。

四、中医药治疗

① 香砂养胃颗粒（丸）　由白术、木香、砂仁、豆蔻（去壳）、广藿香、陈皮、厚朴（姜制）、香附（醋制）、茯苓、枳实（炒）、半夏（制）、甘草精制而成。温中和胃。适用于胃阳不足，湿阻气滞所致消化不良，症见脘闷不舒，胃痛隐隐，呕吐酸水，嘈杂不适，不思饮食，四肢倦怠。口服丸剂一次9克，或颗粒剂一次5克（1袋），均一日2次，温开水送（冲）服。

② 与香砂养胃丸功效相近的还有香砂六君子丸、香砂平胃丸（颗粒）、保和丸、越橘保和丸、木香顺气丸、健脾丸、枳实导滞丸、开胸顺气丸等数十种方剂和中成药，遵医嘱对症选用，效果良好。

五、饮食原则与食疗药膳方

1.饮食原则

宜低脂饮食，避免刺激性过强饮食；少食多餐，不挑食、偏食和无规律地进食。

2.食疗药膳方

山山菜粥

主料　鲜山药150克，山楂15克（布包），粳米100克，鲜嫩莴笋叶150克。

辅料　骨头汤2000毫升，食盐或红砂糖适量。

烹饪与服法　将鲜山药去须根，洗净，刮去外皮后切成薄片或小丁；山楂用清水洗去浮尘后，用纱布双层包好扎紧；粳米淘洗干净后，与前述备好的山药、山楂共入锅内，注入骨头汤，大火烧沸后去浮沫，改为小火熬成稀粥；另将鲜嫩莴笋叶洗净，切碎，加入稀粥，再煮沸3～5分钟成稠粥，去纱布包，加红砂糖或盐调味，温服，日服2次。可常服，做主食。

功效　补脾胃，益肺肾，促蠕动，消气胀。

适用人群　消化不良者。

百变搭配　各种鲜绿色菜叶可与莴笋叶互换，因地选用。本方取料容易，营养素均衡，有虚汗者，可加浮小麦10～20克；孕妇可加生苎麻根10克（切薄片）；胃寒者可加生姜末5克；肺虚者可加沙参粉10克同服。

豆粥

主料　白扁豆30克，粳米60克。

辅料　糖或食盐各适量，骨肉汤1500毫升。

烹饪与服法　将白扁豆、粳米淘洗干净，共入锅内，注入骨肉汤，熬成稠粥，温服时用糖或盐调味均可，日服2次。

功效　健脾和中，化湿消暑。

适用人群　消化不良者。

百变搭配　成粥前5分钟，加鲜嫩菜叶（先洗净、切碎），再煮沸成稠粥，有利于恢复胃肠功能。换用绿豆清热解暑亦佳。

山药麦芽粥

主料　鲜山药100克，麦芽20克，粳米80克，小白菜100克。

辅料　骨头汤1000克，食盐或糖少许。

烹饪与服法　将鲜山药去须根，刮去表皮，洗净后切成小丁；麦芽洗净；粳米洗净；与骨头汤共煮，快熟时，加入洗净、切碎的小白菜，烧煮成稀稠适宜之粥。食前用食盐或糖（蜂蜜）调味，空腹温热食，日服1剂。

功效　开胃健脾，益气补中，润肺宽肠，增进食欲。

适用人群　功能性消化不良、厌食、食欲不振者。

百变搭配 稻芽（布包）或神曲（布包）可代替麦芽；莴笋叶、生菜等可代替小白菜；鲜肉汤或鸡汤、鸭汤等可代替骨头汤；普通大米、糯米可代替粳米。

二芽豆菜粥

主料 稻（谷）芽30克，麦芽30克，糯米50克，豌豆20克，菜豆20克，黑豆20克，黄豆20克，绿豆10克，生菜50克。

辅料 骨头汤1500克，葱花5克，盐或糖各少许。

烹饪与服法 将二芽洗去浮尘，装入纱布袋中，扎紧袋口；五种豆用水泡2小时，与糯米洗净后共入锅内，注入骨头汤，加入装芽的纱布袋，大火煮沸，撇去浮沫，改小火熬半小时，取出纱布袋，并用开水将纱袋在锅口上面冲淋一下，保证药汁全在锅内；加入洗净、切碎的生菜，再沸2～3分钟即成。食前撒上葱花、调入盐或糖，空腹温热食用。日服1剂。

功效 开胃健脾，滋补营养，消积化食。

适用人群 功能性消化不良、厌食、食欲不振者。

百变搭配 可加山药10克，薏苡仁10克，可增健脾祛湿之效。麦芽在洗去浮尘之后，可不装在纱布袋，与米、豆共煮为粥食用。

嫩高粱米曲菜粥

主料 嫩高粱米（青粱米）100克，炙神曲1块，莴笋叶100克。

辅料 骨头汤1000克，盐或糖少许。

烹饪与服法 将炙神曲捣末过罗（去糠），嫩高粱米（青粱米）淘洗干净，与骨头汤共煮熬粥；出锅前3～5分钟，加入洗净、切碎的莴笋叶，再煮沸至稀稠适度之粥即成。食前可用盐或糖调味。空腹温热食，日服1剂。

功效 补脾健胃，消食化积。

适用人群 功能性消化不良、厌食、食欲不振。

百变搭配 可添加麦芽15～20克；白菜、生菜等青菜绿叶可代替莴笋叶。

小麦曲萝卜粥

主料 小麦曲30克，粳米100克。

辅料 萝卜150克，骨头汤1000克，糖或盐少许。

烹饪与服法 将小麦曲炒黄研末，粳米淘洗干净，萝卜洗净、切丁，与骨头汤共熬为稀稠适度之粥。食前可加糖或盐调味，空腹温热食之，日服1剂。

功效 健脾和胃，消食化积，保健强身。

适用人群 功能性消化不良、赤白痢者。

百变搭配 糯米、粟（小米）可替换粳米。

山楂菜粥

主料 山楂20克，粳米60克，赤豆20克，黑豆20克。

辅料 生菜叶100克，骨头汤1000克，糖或盐少许。

烹饪与服法 将山楂加水煎汤，去渣、取汁约200克，与淘洗干净的粳米、两种豆加骨头汤共熬粥，快熟时加洗净、切碎的生菜叶再煮沸约3分钟即成。食前可加盐或糖调味，空腹温热食之，日服1剂。

功效 健胃补脾，消食化积，活血化瘀，降血脂，利湿。

适用人群 功能性消化不良者；尚可用于急性痢疾、冠心病、高脂血症、高血压病的辅助食疗。

百变搭配 普通大米、糯米、粟米、荞麦可替换粳米。一般青菜均可替换生菜。

羊肉萝卜汤

主料 羊肉500克，豌豆100克，萝卜300克，草果3个。

辅料 生姜15克，香菜20克，胡椒粉5克，食盐5克，醋1克。

烹饪与服法 将羊肉洗净，切成小方块；豌豆淘洗干净，萝卜洗净切成方块，香菜洗净切段，备用。将主料共入锅内，加足清水，放入洗净、拍碎的生姜，武火烧开后撇去浮沫，改用文火炖1小时，至酥烂时放入香菜、胡椒粉、盐和醋（蘸羊肉食用）即成。空腹温热食或佐餐食。寒冷、冬季食用为佳。

功效 温胃消食。

适用人群 功能性消化不良、厌食者。

百变搭配 可加鲜山药200克或山药饮片30克。

蚕豆萝卜粥

主料 嫩蚕豆（胡豆）50克，萝卜100克，粳米80克。

辅料 骨头汤1500克，红糖或盐少许。

烹饪与服法 将嫩蚕豆、粳米分别淘洗干净；萝卜洗净，切成丁；共入锅内，加骨头汤熬成稀稠适度之粥。加红糖或盐调味，空腹温热食之，日服1～2次，每日1剂。

功效 补脾健胃，消食化积，利水消肿；尚有辅助降压，降脂之效。

适用人群 脾胃虚弱者，功能性消化不良者，食欲不振、大便稀溏者，脾虚水肿者，高血压、高脂血症患者均可常食。

百变搭配 尚可添加山药、麦芽各10克，以增强消化功能。

注 极少数先天性酶缺陷者，如葡萄糖-6-磷酸脱氢酶缺陷者，在食入蚕豆或吸入其花粉后，可发生急性溶血（蚕豆病）。有蚕豆病家族史的人群，应忌食蚕豆及其制品，远离蚕豆花。

玉米笋木瓜汁

主料 玉米笋200克，木瓜300克。

辅料 红糖少许。

烹饪与服法 将玉米笋（嫩玉米带心）、木瓜（去瓤）分别洗净，切成小丁，加入榨汁机中打成汁，混匀，加红糖调味后饮用，日服1剂。

功效 健胃消食，对慢性肾炎、冠心病、糖尿病（不宜加糖）也有一定疗效。

适用人群 功能性消化不良者，慢性肾炎者，冠心病者，糖尿病者。

百变搭配 取汁后残渣，加苦瓜片100克，上浆肉片100克及相应辅料炒熟食用，其效颇佳，名曰"玉瓜肉片"。

萝卜酸梅骨汤

主料 萝卜500克，酸梅10克，猪棒子骨（带肉）500克。

辅料 生姜末10克，葱花5克，盐3克。

烹饪与服法 将萝卜洗净、切块；酸梅洗净；猪棒子骨洗净、砸破、切段，共入锅内，大火烧沸时撇去浮沫；改文火炖至骨酥肉烂，加入生姜末、葱花、盐搅匀后，空腹温热佐餐食用，可饮汤，日服1剂。

功效 健脾益胃，消食化积，利水消肿。

适用人群 功能性消化不良者，正常人在炎热夏季亦可常服。

百变搭配 可添加香菇、白菇、金针菇等炖服。

茭芹肉片

主料 茭白150克，芹菜150克，猪瘦肉片100克。

辅料 葱15克，姜片2克，蒜片4克，精盐4克，酱油4克，味精1克，水淀粉15克，花生油50克，肉汤25克，水发木耳30克。

烹饪与服法 将茭白切成菱形状片，与盐少许拌匀；肉片与少许盐、水淀粉码味上浆；芹菜洗净切段；将剩余的盐、味精，水淀粉、肉汤调成滋汁，备用。炒锅置旺火上，下油烧至六成热，放入肉片炒散，再加入茭白、芹菜、木耳、姜、蒜、酱油、味精炒匀，随后烹入兑好的滋汁，收汁起锅即成。空腹温热佐餐食用，可常食。

功效 健胃消食，辅助降压。

适用人群 功能性消化不良伴血压偏高者。

百变搭配 青笋可替换茭白。

笋菇熘鸡片

主料　冬笋30克，白蘑菇30克，鸡胸肉片200克，鸡蛋1个。

辅料　盐3克，鲜汤50克，水豆粉10克，猪化油适量，干豆粉20克，葱花2克，姜末2克，味精1克。

烹饪与服法　冬笋、白蘑菇切成薄片；鸡蛋打入碗内，加入干豆粉，与鸡胸脯肉片拌匀，盐1克，味精0.5克，水豆粉码味上浆，其余辅料入鲜汤调成滋汁待用；炒锅内下猪化油烧至三四成热时，放入鸡肉片炒散，滗去余油，再下冬笋片，蘑菇炒匀，随后烹入滋汁，收汁亮油，炒匀后盛入盘中。温热时空腹佐餐服食。可常食。

功效　补脾益胃，中和消食，促进胃肠功能恢复。

适用人群　功能性消化不良、脾胃功能虚弱、低下者。

百变搭配　猪瘦肉、牛肉、兔肉可替换鸡胸肉；金针菇、香菇等食用鲜蘑菇可替换白蘑菇。

泡姜肚片

主料　熟猪肚200克，泡嫩姜50克。

辅料　葱白20克，味精1克，香油、红油、酱油各适量。

烹饪与服法　将泡嫩姜切成薄片，葱白切成丝；放在盘底层；熟猪肚切成薄片，均匀地摆放在姜葱上面；将酱油、红油、香油和味精兑成汁，淋在肚片上（或盛于小碟中）即成。爽口味浓，佐餐食用。

功效　开胃健脾，增进食欲。

适用人群　功能性消化不良，饮食不佳者。

百变搭配　牛肚、羊肚、鸡肫、鸭肫、鹅肫均可代替猪肚。加30克细胡萝卜丝，色泽鲜艳，既增食欲，又增加维生素A、胡萝卜素等营养素。

牛肉烧萝卜

主料　牛肉250克，萝卜500克，香菜30克。

辅料　姜片20克，葱节10克，盐4克，味精1克，鲜汤500克。

烹饪与服法　将牛肉在沸水中汆去血水，洗净、切成块，与姜片、葱节、鲜汤烧炖40分钟，加入洗净、切成块的萝卜，文火烧炖成酥软熟透，加入洗净切成段的香菜、盐和味精，翻转均匀后盛于碗中，空腹佐餐用。

功效　益脾胃、补气血、强筋骨、驱风寒。

适用人群　脾胃虚弱、功能性消化不良者。

百变搭配　可加山药30克，有协同之效。

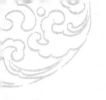
独蒜鳝鱼片

主料 鳝鱼500克，独蒜20个（约200克），泡生姜50克，泡红辣椒50克。

辅料 葱花15克，花生油50克，酱油10克，盐5克，白糖10克，味精1克，水豆粉20克，肉汤适量。

烹饪与服法 活鳝鱼宰杀后去骨、内脏和头部，冲洗干净后斜切成寸半的菱形鱼片；泡生姜切成细长丝；泡红辣椒剁成末。油在旺火锅内热至五成时，放入去皮、洗净、沥干的独蒜，炸至皮皱，下鳝鱼片炒至断生，放入姜丝、泡红辣椒末、盐炒出香味后，加肉汤、酱油烧至蒜酥烂，最后放入白糖、味精，用水豆粉勾芡，加入葱花，轻炒转后起锅即成。空腹热食，佐餐吃时，尽可能摄入其他蔬菜佳肴，注意均衡营养。

功效 补中益血，开胃健脾，解毒疗虚损。

适用人群 脾胃虚弱，功能性消化不良，厌食，内痔出血，气虚脱肛，妇女劳伤，子宫脱垂等虚证者。

百变搭配 泥鳅、鳗鱼等可替换鳝鱼。

薤白鳝鱼汤

主料 鳝鱼500克，薤白250克，莴笋叶100克。

辅料 鲜汤800克，盐4克，生姜片20片，葱花5克。

烹饪与服法 将鳝鱼去内脏，洗净，加入生姜片，洗净的薤白，中火煮薤白酥烂时，放盐4克和葱花；莴笋叶洗净、切段，可在放葱花前入锅烫熟，亦可单独在沸水锅焯熟后另碟凉拌佐食。空腹或佐餐用，每周可食2～3剂。

功效 补中益血，解毒消肿，可促进胃肠功能恢复正常。

适用人群 功能性消化不良、厌食、轻度浮肿。

百变搭配 薤头可代替薤白；泥鳅、鳗鱼、鳜鱼可代替鳝鱼。

酸菜鸭（附：酸菜鱼）

主料 鸭肉500克，泡酸菜250克。

辅料 姜片20克，葱节20克，葱花5克，盐3克，味精1克，胡椒粉2克。

烹饪与服法 将鸭肉在沸水中汆去血水，洗净后剁成块；泡酸菜洗净后切成寸段，与姜片、葱节共入锅内，加水煮至鸭肉骨酥肉烂时，放入其余辅料，盛入碗中，空腹佐餐用。

功效 滋阴养胃，利尿消肿，杀菌，促进食欲，帮助消化。

适用人群 功能性消化不良、厌食、腹冷腹痛、虚劳浮肿者。

百变搭配 酸萝卜可代替泡酸菜。鱼代鸭，在四川名"酸菜鱼"，防治功能性消化不良有良效。

酸菜鱼头

主料 鳙鱼头1个（约500克），泡酸菜250克，鲜汤500克。

辅料 生姜片30克，葱节30克，葱花5克，盐3克，味精1克，胡椒粉2克，大蒜20克。

烹饪与服法 将鳙鱼头洗净（去鳃），泡酸菜洗净、切成寸段，与生姜片、大蒜、葱节共入锅，加鲜汤煮至熟透时，放入其余辅料，盛于碗中，空腹佐餐热食，每周2～3剂，日服1剂。

功效 滋阴养胃，补脑健身。

适用人群 功能性消化不良、厌食、体虚型肥胖者、睡眠不佳者。

百变搭配 鲫鱼或2千克以上草鱼、青鱼、鲤鱼之头可代替鳙鱼头。

竹笋腰花

主料 净鲜竹笋250克，猪腰300克。

辅料 鲜生姜丝20克，泡红柿椒丝30克，葱节20克，盐3克，味精2克，胡椒粉2克，湿芡粉适量，花生油适量。

烹饪与服法 将鲜竹笋切成薄片，在沸水中汆一下，沥干；猪腰撕去筋膜，对剖开漂洗去臊味，切成腰花，加盐、胡椒粉、味精、湿芡粉，码味上浆3分钟；油在炒锅内热至七成时，下鲜生姜丝、泡红柿椒丝、葱节爆出香味时，放入腰花炒散，下竹笋片炒转至熟起锅。空腹温热食用或佐餐用。

功效 健胃益肾，利水利尿。

适用人群 功能性消化不良伴水肿、食积、便秘者。

百变搭配 竹笋有斑竹、箭竹、毛竹（玉兰片）、滋竹等，均以鲜竹笋切成薄片汆沸水后烹饪成菜肴。其效相近。

青椒肉丝

主料 青辣椒200克，猪瘦肉200克。

辅料 酱油30克，水豆粉30克，花生油50克，盐2克，白糖少许。

烹饪与服法 将猪瘦肉切成丝，青辣椒切成粗丝。炒锅置旺火上，干煸青辣椒丝，加部分盐，煸熟铲起，但不要煸干；把锅洗净再置旺火上，放入油（在碗内将少量酱油、盐、水豆粉与肉丝拌匀上浆）；油热至七成时，下肉丝炒散变白，放入青辣椒丝，铲几下放少许酱油，尚可放微量白糖，炒转后盛于盘内。空腹佐餐食用。色泽新鲜，味美可口，香胜于辣。

功效 消食开胃，增进食欲。

适用人群 功能性消化不良、厌食者。

百变搭配 怕辣者可将青辣椒改为不辣的嫩青椒、嫩柿椒，色香味俱佳，刺激食欲，帮助消化。

青椒虾米

主料 嫩青椒300克，鲜虾米150克。

辅料 花生油适量，盐4克，酱油适量。

烹饪与服法 将嫩青椒（不辣者）切成粗丝，加部分盐拌匀，在旺火炒锅煸熟，铲入盘内待用；把炒锅洗净，再旺火将油烧至七成热时，将鲜虾米放入，加盐炒至快熟时，下青椒丝，铲几下加酱油（也可放少许白糖），炒转后盛于盘中，色气新鲜，味美可口，香胜于辣。空腹佐餐食用。

功效 消食开胃，有助增强人体免疫功能。

适用人群 功能性消化不良、厌食者。

百变搭配 蟹肉、蚌肉、螺肉可代替鲜虾米。

青椒炒鸡杂

主料 鸡杂1付，嫩青椒250克。

辅料 生姜丝10克，盐5克，味精1克，胡椒粉1克，料酒10克，花生油适量，湿芡粉适量。

烹饪与服法 将宰杀鸡后的鸡血待凝固后，放入冷水锅小火煮至半熟时，翻转1次，再煮至九成熟时捞出，沥干，切3厘米长、2厘米宽、1厘米厚的长方块待用。鸡内脏分别去污物并充分洗净后，鸡肝、鸡心、鸡肺分别切成薄片；鸡肫去鸡内金内后，切成鸡冠状薄片；鸡肠切成寸段；随后将备好的内脏放于碗内，加盐、味精、胡椒粉和料酒拌匀3分钟，再用湿芡粉上浆。将鸡内脏的鸡油撕下洗净，切成小丁，放在烧热的炒锅内炼出液状油，去油渣后，可酌加花生油适量（鸡油较多者可不用花生油），烧至七成热时，放入洗净切成粗丝的嫩青椒，可加盐少许，炒匀至熟时盛于盘中；将生姜丝放入油锅爆香，放入码味上浆的鸡内脏，旺火炒散后，放入血块，炒转后下青椒丝，再炒转后盛于盘中。色气新鲜，味美可口，增加食欲。空腹佐餐热食。

功效 开胃健脾，消食化积，营养均衡。

适用人群 功能性消化不良、厌食者。

百变搭配 鸭杂、鹅杂可代替鸡杂。

姜椒炒猪肝

主料 猪肝250克，嫩生姜50克，嫩青椒100克。

辅料 酱油30克，盐3克，葱节10克，胡椒粉1克，花椒面1克，花生油适量，水豆粉30克。

烹饪与服法 嫩生姜、嫩青椒分别洗净、切成长丝。猪肝洗净，切成薄片，与酱油，少许盐、胡椒粉、花椒面拌匀，码味1分钟后用水豆粉上浆（不宜超过5分钟）；姜丝、椒丝在热油锅中爆香煸熟时铲出，立即放肝片炒散，放入葱节炒香时，再放入炒熟的姜丝、青椒丝，加盐炒转后盛于盘中，色香味俱佳，令人食欲大增。空腹佐餐热食。

功效 疏肝理气，健胃消食。

适用人群 功能性消化不良、厌食者，伴有腹胀、隐痛者。

百变搭配 鸡肫、鸭肫、鹅肫、牛肝、羊肝均可代替猪肝。

芹菜炒牛肉丝

主料 精牛肉250克，芹菜250克。

辅料 酱油10克，豆瓣酱10克，花生油50克，盐3克，葱末、姜末各5克，味精1克，芡粉10克。

烹饪与服法 将芹菜洗净，切寸段；精牛肉洗净，切成长丝，与酱油、豆瓣酱、葱末、姜末和味精拌匀1分钟，加少量芡粉上浆3分钟；花生油在热锅烧至七成热时，下备好的牛肉丝，旺火炒散时，放入芹菜节，炒几下后加盐炒转，至熟盛于盘中，色艳味鲜，令食者开胃。空腹佐餐热食。

功效 健脾养胃，降压平肝，调中益气，润肠通便，降压降脂。

适用人群 功能性消化不良、厌食者，伴高血压、高血脂、便秘者。

百变搭配 荠菜可代替芹菜，猪瘦肉、鸡胸肉可代替精牛肉。

白菇茭白肉片

主料 白蘑菇150克，茭白150克，鸡胸肉150克。

辅料 葱白20克，生姜20克，大蒜30克，盐5克，酱油10克，花生油适量，湿芡粉10克，新鲜汤30毫升。

烹饪与服法 白蘑菇、茭白、鸡胸肉、葱白、生姜、大蒜（去皮）等分别清洗干净，切成薄片，待用。鸡胸肉片用酱油码味，湿芡粉上浆拌匀3分钟。花生油在热锅中烧至七成热时，下上浆鸡胸肉片炒散，放入蘑菇片、茭白片旺火翻炒均匀，加盐和新鲜汤约30毫升，焖1分钟后加姜片、葱白、蒜片翻转至熟，盛于盘中。空腹佐餐热食。不燥不腻，可促进食欲，帮助消化。

功效 开胃健脾，保健强身，化痰宽中，除湿利尿。

适用人群 功能性消化不良、厌食者。

百变搭配 香菇、金针菇、茶菇可代替白蘑菇；猪瘦肉可代替鸡胸肉。

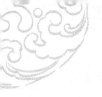
椒麻肉片

主料　白菜心100克，鸡蛋1个，猪里脊肉200克。

辅料　细豆粉30克，精盐2克，酱油10克，味精、白糖、花椒粉、姜末各1克，葱花10克，水豆粉5克，鲜汤、素油适量，郫县豆瓣酱15克，红油辣椒25克，熟芝麻粉10克。

烹饪与服法　将猪里脊肉切成薄片，放入碗中，打入鸡蛋，放入精盐1克，细豆粉30克拌匀；酱油、味精、白糖、水豆粉、鲜汤兑成滋汁，待用。白菜心洗净、切块，放入六成热的油锅中炒几下，加盐炒转至熟，盛于盘中；将炒锅洗净、拭干，放余油烧至五成热时，下肉片炒散，滤去余油，加入豆瓣酱炒香至油呈红色，再烹入茨汁，放入红油辣椒、葱花、姜末收汁，亮油起锅，盛在菜心上，撒上花椒粉、熟芝麻粉即成。此菜色泽红亮，香嫩可口，具有麻、辣、烫、鲜、香等风味。空腹佐餐热食。

功效　滋阴润燥，健胃消食。

适用人群　功能性消化不良伴大便干燥、贫血、头晕者。

第十章 神经性厌食

一、临床表现与诊断

（1）病因 病因有多种，如自身精神心理异常，尤其是10岁左右在学龄期的儿童至青春期的少女，发生较大生理和心理变化，强化了异常心理；外界刺激；长期不适当减肥；偏食；其他因素。

（2）表现 进食少，节制进食或偏食；或吃主食（饭、面、杂粮）少，只吃些水果、喝点饮料（牛奶）或吃点零食等；个别患者可出现发作时（性）贪食，与厌食交替出现。患者多体形消瘦，可有营养不良症。常伴有精神（心理）状态异常，却否认病态，讳疾忌医，否认饥饿；多见于青少年的学龄儿童和青春期；女性明显多于男性，常伴有闭经、月经稀少等。近年来小儿厌食有上升趋势，老年厌食也不少见。

二、防治措施

（1）消除异常心理 由于各种不同病因诱发下丘脑摄食中枢和饱腹中枢功能紊乱，造成顽固性拒食；且一般存在心理缺陷，如思维狭隘、心胸狭窄、多疑多虑、精神敏感、感情脆弱等，也经常缺乏主动性。医务人员及其亲属应积极进行心理疏导，通过认真、和蔼、关心、友善的言行，渊博的知识，充分的说理解释，精湛的医技获得病人的高度信任等，增强病人对疾病治疗的信心，从而主动积极配合治疗。

（2）体育锻炼 通过力所能及的体育锻炼或体力活动，如散步、跑步、骑车、游泳、登山或爬梯、体力劳动等，可促进全身血液循环，改善心情，增进食欲和消化。

三、西药治疗

可酌情选用促胃动力药，如多潘立酮（吗丁啉）、甲氧氯普胺、莫沙必利等；抗焦虑药如安定类；助消化药如健胃消食片、乳酸菌素片及肠道微生物调节剂（如双歧杆菌制剂等）；其他治疗原发病的药物。以上各类药物均应遵医嘱用。

四、中医药治疗

（1）**参苓白术丸（散、颗粒）**　由人参、白术（炒）、茯苓、山药、莲子、白扁豆（炒）、薏苡仁（炒）、砂仁、桔梗、甘草精制而成。补脾胃，益肺气。适用于神经性厌食；症见厌食或拒食，纳呆腹胀，面色萎黄，乏力，自汗，精神稍差，肌肉不实或形体羸瘦，大便溏泻或完谷不化，舌淡苔腻，脉无力。多由脾胃气虚，升降失司所致。一般冲服散剂一次6～9克，一日2～3次。丸、散剂的功效相同。

（2）**参苓健脾胃颗粒**　由北沙参、白术、茯苓、薏苡仁（炒）、山药（炒）、扁豆（炒）、砂仁（盐炙）、陈皮、莲子、甘草精制而成。适用于纳呆、脾胃气阴不足，不能腐熟、运化水谷所致的神经性厌食、小儿厌食；症见食后脘痞腹胀、气短、乏力、大便溏泻、口干不欲饮、舌淡红苔薄，脉细弱。成人开水冲服，一次10克，一日2次。

五、饮食原则与食疗药膳方

1.饮食原则

在补足热量和营养的前提下，饮食以低脂流质和半流质为好。避免刺激性强的饮食，不挑食、偏食或嗜零食。烹饪菜肴要新鲜可口，尽可能注意色、香味和造型，以利于增进食欲，容易消化吸收。

2.食疗药膳方

当归羊肉粥

主料　当归10克，生姜10克（布包），熟羊肉100克，粳米50克。

辅料　精盐3克，羊肉汤1500毫升，味精2克，香菜（切碎）少量。

烹饪与服法　将生姜洗净后用纱布包好扎紧；当归洗去浮尘；熟羊肉切成4

厘米见方小块；粳米淘洗干净后与前三者共入砂锅，加羊肉汤1500毫升，大火煮沸后撇去浮沫，改为小火，共熬成稠粥。去生姜布包后，加入其余辅料调味，适量服食，每日温服1次。

功效 祛寒宣痹，滋补血气。

适用人群 正常人在冬季或高、寒地区作业者，精神紧张造成神经性厌食的病人。

注 湿盛中满，泄泻者忌食。

养胃猪肚汤

主料 猪肚1只，小茴香10克，柏子仁10克，北沙参10克，薏苡仁10克，砂仁10克，扁豆15克，莲子10克，陈皮15克。

辅料 生姜20克，葱段20克，盐、鸡精、葱花适量。

烹饪与服法 将猪肚单独处理（与适量清油和醋、盐反复搓揉，放置半小时后洗净）；小茴香、陈皮、柏子仁和砂仁盐炙后用清水洗去浮尘，生姜洗净后横切成片，用双层纱布包裹好后，扎紧；再将北沙参、薏苡仁、扁豆、莲子用清水洗去浮尘；将纱布包和去尘后的各味中药均放入猪肚内，共入砂锅，注入清水3000毫升；大火煮沸后撇去浮沫；加葱段和盐，改为小火衡沸至猪肚酥烂，去纱布包后，取出猪肚，切成块后再放入汤中，舀取适量肚块、中药和汤，盛于碗中，用鸡精调味后，撒上葱花，分次温服。亦可佐餐，以饭前服或餐时服用为佳。

功效 补脾益胃，安神定志，行气散寒，养身保健。

适用人群 神经性厌食、脾胃虚弱者。

注 ①湿热中阻所致纳呆、泄泻、呕吐者慎用；②孕妇宜去薏苡仁；③适当地进行心理疏导，可提高疗效。

鸡肫健胃汤

主料 鲜鸡肫250克，鸡内金10克。

辅料 砂仁5克，柏子仁10克，精盐、胡椒粉、姜末、葱花各适量。

烹饪与服法 鸡内金洗净，炒（焙）干、碾（研）成细粉，备用；将砂仁和柏子仁用双层纱布包裹好、扎紧，再在清水中搓揉去浮尘；鸡肫单独处理后（用适量盐、清油和醋揉匀，放置半小时后洗净），与纱布包共入砂锅内；注入清水约800毫升，大火煮沸后撇去浮沫；改为小火煮沸半小时，勺舀出鸡肫，切成花片，复入锅内，加入其余辅料调味，再煮沸3～5分钟后去纱布包。每日分1～2次温服，鸡内金粉用汤冲服。佐餐和单食均可。

功效 暖脾养胃，行气止痛，安神定志。

适用人群 神经性厌食、脾胃虚弱者。

百变搭配 汤中加鲜山药片300克煮熟食用，可提高健脾养胃之效；出锅前加些鲜嫩绿色碎叶菜，可增加维生素的摄入量，同时可促进胃肠正常蠕动，有助于恢复胃肠正常功能。

山药枣粥

主料 山药（鲜）300克，大红枣10枚，糯米100克，骨头汤2000毫升。

辅料 食盐或糖适量。

烹饪与服法 大红枣用清水去浮尘；山药去须根，刮去外皮，洗净后切成薄片；糯米淘洗干净后，共入锅内，注入骨头汤，大火煮沸后撇去浮沫；改为小火，熬成稠粥。加盐或糖调味后温服。

功效 健脾养胃，调节免疫功能。

适用人群 神经性厌食者。

扁豆小米肉粥

主料 白扁豆30克，小米100克，猪瘦肉50克，生菜100克。

辅料 红糖20克，生姜末3克。

烹饪与服法 生姜末与淘洗干净的白扁豆、小米和猪瘦肉（切成细末）共入锅内，加清水约1000克，小火熬成稀烂粥；生菜洗净、切段后加入粥中，煮沸3分钟，加红糖调味后即可。微温服食，细嚼慢咽。可作早餐主食。

功效 健脾胃，理气。

适用人群 功能性消化不良、反流性食管炎、厌食者。

百变搭配 稻米可代替小米；禽肉可代替猪瘦肉；莴笋叶、小白菜可代替生菜。

狗肉糯米菜粥

主料 狗肉250克，糯米150克，小白菜100克。

辅料 葱花、姜末各10克，食盐3克。

烹饪与服法 小白菜洗净、切碎；狗肉洗净，入沸水锅内汆去血水，切成2厘米见方小块；糯米淘洗干净与备好狗肉块共入锅内，注入清水约2000毫升，小火炖至肉酥米烂；加入小白菜，煮沸5分钟，调入辅料再沸即成。趁热服食，细嚼慢咽。可作早、晚餐主食。

功效 暖脾胃，补五脏。

适用人群 适用于精神紧张引起的胃脾虚弱，厌食者。

百变搭配 粳米、小米可代替糯米，莴笋叶可代替小白菜。

莲米红枣粥

主料 莲米30克，红枣10枚，粳米100克，生菜100克。

辅料 红糖20克，鲜汤1500毫升。

烹饪与服法 将莲米泡发去芯，红枣洗净，去核，粳米淘洗干净；生菜洗净、切碎。将备好的莲米、红枣、粳米共入锅内，加鲜汤用文火熬成稀烂粥，加入碎生菜，煮沸3分钟，加红糖调味即成。温热服食，可作主食。

功效 健脾胃，止呃逆，解隐痛。

适用人群 精神紧张所致脾胃虚弱、厌食、消化不良者。

百变搭配 添加萝卜或青菜叶200克煮粥，其效更好。

龙眼肉药粥

主料 龙眼肉30克，山药粉20克，粳米80克。

辅料 鲜骨汤1000毫升，盐或糖适量。

烹饪与服法 将粳米淘洗干净，与龙眼肉加鲜骨汤共煮，小火熬成稀烂粥，加山药粉煮沸几分钟，用盐或糖调味。温热慢服，每日1剂。

功效 补益心脾，养血安神，滋阴定志。

适用人群 心脾两虚，神经性厌食，失眠，健忘伴心悸者。

百变搭配 在山药粉煮沸的同时，加洗净切碎的生菜或莴笋叶、萝卜粒等，其效更好。

糯米蛋花粥

主料 糯米80克，鸡蛋1个，萝卜100克。

辅料 骨肉汤1500毫升，食盐或糖少许。

烹饪与服法 糯米淘洗干净，萝卜洗净切成细粒，共入锅内加骨肉汤煮成稀烂粥，打入蛋，搅匀煮沸，加盐或糖调味，空腹温热食之，每日1剂。

功效 补中益气，滋阴养血，化食消积。

适用人群 脾胃虚弱、神经性厌食者。

百变搭配 粳米可代替糯米。小白菜、生菜、莴笋叶等可代替萝卜。

大枣菜粥

主料 大枣10枚，小米30克，粳米30克，赤小豆30克，玉米渣10克。

辅料 骨头鲜汤1500毫升，食盐或糖少许，胡萝卜100克。

烹饪与服法 将主料与胡萝卜（切碎）分别洗净干净，与汤共煮为稀烂粥。加盐或糖调味，温热服之，每日1剂。

功效 补脾益胃，养血安神，利湿化积，保健强身。

适用人群 脾胃虚弱、营养不良伴神经性厌食者。

百变搭配 粥快熬熟时加些洗净、切碎的青菜叶，或同时服食青菜佳肴。

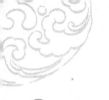

酸枣仁地黄粥

主料　酸枣仁30克，粳米100克，鲜生地黄60克。

辅料　骨肉汤1500毫升，食盐或糖少许。

烹饪与服法　将酸枣仁和鲜生地黄洗净，碾（研）碎，装入细纱布袋中，扎紧袋口；粳米淘洗干净，共入锅内，加骨肉汤煮成稀烂粥，去纱布袋，用盐或糖调味后温热服食。每日1剂。

功效　滋阴清热，养心安神。

适用人群　潮热、盗汗、心烦不眠、手心常热、小便黄赤伴神经性厌食者。

百变搭配　方中可加山药20克。

柏子仁山药菜粥

主料　柏子仁15克，山药30克，萝卜100克，粳米100克。

辅料　骨肉汤1500毫升，盐或糖各少许或蜂蜜适量。

烹饪与服法　将柏子仁、山药分别洗去浮尘，捣烂；萝卜洗净，切成小丁，粳米淘洗干净，加骨肉汤共煮为稀烂粥，入适量蜂蜜，复煮一二沸即成（若不加蜂蜜，亦可用少许盐或糖调味）。温热空腹食之，每日1剂，可作早餐主食。

功效　养心安神，健胃消食，补脾顺气，清热解毒。

适用人群　神经性厌食伴心血不足、失眠、肠燥便秘者，或肾虚梦遗、脾虚便溏、老年阳虚，小便频数者。

百变搭配　糯米、小米可替换粳米。胡萝卜可替换白萝卜。

花生麦芽粥

主料　花生30克，麦芽20克，粳米80克。

辅料　猪骨500克，姜片10克，食盐3克。

烹饪与服法　将花生、麦芽、粳米、猪骨、姜片分别洗净，加清水约1000毫升，共煮为稀烂粥。加盐调味，温热食之。

功效　健脾和胃，消食化积，补气养血。

适用人群　脾胃虚弱、神经性厌食者。

百变搭配　添加100克绿色菜叶，如小白菜、菠菜、莴笋叶等于出锅前5分钟，共煮为粥，或同食蔬菜佳肴，均衡营养，其效更好。

茯苓山药粥

主料　茯苓粉30克，山药粉60克，粳米60克。

辅料　猪骨500克，生姜20克，食盐3克。

烹饪与服法　猪骨洗净、砸破、剁切成段；生姜洗净、拍碎；粳米淘洗干净，加清水约1000毫升，共入锅内，大火烧开后撇去浮沫，改文火衡沸20分钟后，加入茯苓粉、山药粉，搅均匀煮至骨酥肉烂即成。入盐调味，空腹温热食之，每日1剂。

功效 健脾胃，宁心安神，消食化积；增强机体免疫功能。

适用人群 神经性厌食者；老年体弱、免疫功能低下（包括癌症等重症）者。

苎麻根粥

主料 生苎麻根60根，糯米100克，大麦面30克，陈皮6克。

辅料 带骨连筋肉200克，食盐3克或红糖15克。

烹饪与服法 将生苎麻根洗净，横切成薄片；陈皮洗去浮尘，切为细末；带骨连筋肉洗净，切成小块；糯米去杂质后与前述生苎麻片、陈皮末、骨肉块共入锅内，加水约1500毫升同煮为粥，加大麦面令稀稠适宜，熟后用盐或红糖调味，空腹温热食之，每日1剂。

功效 止血安胎，健脾和胃。

适用人群 孕妇胎动不安厌食者；阴道下血、不明原因消化道出血、溃疡病出血、肺咯血者辅助治疗。

注 宜骨肉分离时，去骨后细嚼慢咽，以免误吞骨伤喉。

豆芽鱼饼

主料 黄豆芽瓣150克，净鱼肉200克，猪五花肉100克，熟火腿40克，荸荠5个，鸡蛋1个，豆粉50克。

辅料 胡椒粉、味精各1克，精盐5克，香油、花生油各适量，料酒15克。

烹饪与服法 黄豆芽瓣择洗干净，入沸水锅中焯熟，凉透、沥干；净鱼肉、猪五花肉、熟火腿、荸荠（去皮）均切成细丁、剁成蓉；与黄豆芽瓣同盛于大碗中，加盐、料酒、胡椒粉、味精，打入鸡蛋，调入豆粉，搅拌均匀，用勺做成直径约4厘米，厚约1厘米的圆形饼坯。平锅内下油小火烧至四成热时，将圆饼坯逐个放入锅中煎制，待圆饼两面金黄、熟透时，出锅装盘，淋上香油即成。空腹细嚼慢咽，或佐餐服食。

功效 健脾开胃，增进食欲。

适用人群 神经性厌食。

百变搭配 可配椒盐味碟，糖醋生菜上桌。

葱酥鲫鱼

主料 鲜活鲫鱼2～3尾（约500克），葱节120克，泡青椒50克，泡生姜50克。

辅料 料酒25克，精盐5克，白糖、食醋各5克，味精1克，香油10克，鲜汤300毫升，花生油适量。

烹饪与服法 鲫鱼去鳃、鳞和内脏，冲洗干净后用盐、料酒码味15分钟。锅内将油烧至七成热时，放入鲫鱼炸至色黄，紧皮时捞出；锅内留热油约50克，下葱节、泡青椒（切丝）、泡生姜（切丝）爆炒出香味，将锅端离火源，取出一半葱、椒、姜，留一半于锅底，将鱼放在葱、椒、姜上面，另一半葱、椒、姜盖在鱼上面，掺入鲜汤，加料酒、糖、醋、盐，再置火上烧沸，用小火慢慢燜至收汁，待汁将干亮油时，加味精、香油搅匀，装盘即成。保持鱼形完整，肉质酥软，味美可口。佐餐慢食，防止鱼刺卡喉。

功效 温中行气，补益脾胃，增食欲。

适用人群 脾胃虚弱、神经性厌食者。

百变搭配 鳙鱼、鲤鱼、草鱼、鲳鱼可代替鲫鱼。

远志虾米面

主料 远志10克，虾米5克，湿面条150克，生菜叶100克。

辅料 葱花、蒜泥、盐、味精、素油各适量，鲜汤300毫升。

烹饪与服法 远志在锅内焙干、放凉，研成细末；湿面条煮好、放凉，挑散开；生菜叶洗净，切段；虾米用温水泡软，沥干。锅内下素油预热后，将葱花炒香，加入鲜汤和远志粉用文火煮15分钟，加入虾米和生菜叶，再煮5分钟，放入煮好的面条，烧沸后盛于大碗中，加入其余辅料调味，拌匀后徐徐服食。

功效 安神益智，祛痰散瘀。

适用人群 神经性厌食者，伴有心悸、健忘、咳嗽等。

百变搭配 自制荞麦面片、大麦面片可代替市售湿面条，米粉可代替面条。

山药粉丝鸭

主料 鸭肉250克，粉丝100克，鲜山药100克，豆苗100克。

辅料 姜片10克，冬菜（芽菜）、香菜、香油各少许，精盐、味精各适量。

烹饪与服法 将鸭肉在沸水中焯一下，洗净血水；鲜山药去皮、须后洗净、切块；粉丝发涨后沥干，备用；冬菜（芽菜）洗净、切成末；香菜洗净后，切段。将鸭肉中生油撕出放在热锅内，爆出液状油、下姜片和鸭肉块爆香，加入清水，把山药、粉丝煮熟透，至骨肉分离时放入洗净的豆苗和其余辅料，拌匀即成。佐餐食用。

功效 补脾益胃，增进食欲，强壮身体。

适用人群 神经性厌食、胃弱脾虚者。

百变搭配 干品山药20克发涨、泡软后可代替鲜山药；绿叶菜可代替豆苗。

砂仁红薯面

主料 砂仁10克，红薯100克，湿面条200克，猪肉、虾仁各50克，韭菜50克。

辅料 味精、精盐、蒜泥、葱花、生油各适量，鲜汤约500毫升。

烹饪与服法 将湿面条于沸水中煮熟后捞出，冲冷水后沥干、挑散，备用；将其余主料分别洗净后，红薯去须切成丝或小丁，猪肉切长丝，韭菜切段；将生油热锅后加入葱花爆香，下肉丝炒香出油，放入薯丝（丁）炒至半熟入味，加鲜汤烧沸，把砂仁、虾仁、熟面条放入锅内烧开，再把韭菜、盐、味精加入烧沸，盛于碗中，放入蒜泥，拌匀，空腹温热食之。

功效 补脾胃，益气血，健脑补脑。

适用人群 各类考生、精神压力大所致厌食者。

百变搭配 山芋儿、鲜山药可替换红薯。

米粉香芋汤

主料 山芋儿200克，米粉100克，五花猪肉150克，小白菜150克，虾仁50克。

辅料 香菜10克，胡椒粉1克，花椒粉1克，味精1克，食盐3克，鲜汤300克。

烹饪与服法 除米粉外，将其余主料分别洗净，山芋儿（去皮）切成滚刀块，五花猪肉切成丝，小白菜切成段；香菜洗净后切成末。将肉丝放在热锅内爆香出油，下芋块炒入味，加鲜汤小火煮熟透后，把米粉、虾仁放入锅内煮沸，下小白菜，烧开后盛于大碗中，加入其余辅料拌匀，空腹温热服食。

功效 健脾和胃，滋阴补肾。

适用人群 各类考生、精神压力大所致神经性厌食者。

百变搭配 鲜山药200克或干山药饮片50克可代替山芋儿。

枣莲面片

主料 小红枣20枚，莲米100粒，面皮150克，小白菜100克，虾米10克。

辅料 猪骨500克，葱花、蒜泥、食盐、醋、味精、生姜片各适量，胡椒粉1克。

烹饪与服法 将小红枣、莲米、猪骨分别洗净，共入砂锅，加姜片和水，小火至骨酥熟透，弃骨备用；小白菜洗净、切段，与面皮和虾米在另锅沸水中煮熟透，捞入大碗中，加枣莲汤和其余辅料调味，空腹温热食之，徐徐服下，可作主食，营养丰富。

功效　补气养血，养心安神，增进食欲。

适用人群　精神紧张、压力大所致神经性厌食者，各类考生。

百变搭配　湿面条（荞麦等杂粮更佳）可代替面皮；生菜、莴笋叶可替换小白菜。

参枣豆沙包

主料　白晒参3克，酸枣仁10克，面粉100克，赤豆沙100克。

辅料　白糖或红糖50克，榨菜末5克，胡萝卜粒20克，虾仁10克，酵母或面肥适量。

烹饪与服法　酸枣仁焙干或烘干，研成粉；白晒参成细粒，晒干后研成末，与赤豆沙和辅料拌匀为馅；面粉加酵母（面肥）和清水搓揉成面团发开，搓条切成20个小团，擀片包馅，上笼蒸熟食用。可作主食。

功效　补气养血，养心安神，增进食欲。

适用人群　神经性厌食者，精神紧张、压力大所致失眠症者。

桂圆蒸猪心

主料　桂圆（龙眼）肉50克，猪心1个，骨头汤50毫升。

辅料　生姜末、葱花各5克，料酒6克，酱油10克，精盐2克，味精1克。

烹饪与服法　将桂圆肉洗净；猪心剖开洗净后切成片；共放蒸碗中与辅料拌匀码味15分钟，注入骨头汤后盖上碟子，入笼（或高压锅）蒸至熟烂即成。空腹温热食之，以晨起或睡前服为佳。

功效　补气养血，养心安神。

适用人群　神经性厌食，失眠者，对伴有体质虚弱、贫血者尤为适宜。

百变搭配　添加山药15克，麦芽20克，可增强消食化积之效。同食蔬菜菜肴。

柏麦参蒸鸡

主料　柏子仁10克，麦冬15克，党参15克，鸡肉500克。

辅料　姜片10克，精盐3克，料酒15克，酱油15毫升，葱节10克，鲜汤150毫升。

烹饪与服法　将前三味主料用少量清水洗去浮尘；鸡肉剁切成寸半见方块，在沸水中汆一下去血水；共置于蒸碗中，与辅料拌匀码味15分钟，加汤后盖上碟子，入笼（或高压锅）蒸至骨酥肉烂即成。空腹温热食之，以晨起或睡前分次食用为宜。

功效　滋阴补气，宁心安神。

适用人群　神经性厌食者，考生精神紧张者，工作压力大者。

百变搭配　加山药15克，麦芽20克可助消食；同食青菜菜肴，以利均衡营养。

砂仁麦芽炖猪肚

主料　砂仁、大蒜各10克，麦芽30克，猪肚1个。

辅料　姜片20克，葱节20克，胡椒粉、花椒面、食盐各适量。

烹饪与服法　将猪肚洗净，于沸水中汆去血水，再次冲洗净后切成块，放入砂锅内，加入洗去浮尘的砂仁、麦芽、大蒜和姜片、葱节，加清水2000毫升，大火烧沸撇去浮沫，加盖，小火炖至猪肚熟透。食前加胡椒粉、花椒面、食盐调味，空腹温热服食，或佐餐食用；以晨起或睡前分次服食为宜。

功效　温中和胃，消食化积，消炎止痛。

适用人群　神经性厌食者。

百变搭配　尽量多吃蔬菜菜肴，以利胃肠正常蠕动。鸭肫、鸡肫、鹅肫替换猪肚，改炖为蒸，其效更好。

五香卤鸭

主料　陈皮15克，丁香、草豆蔻、肉桂、生姜各10克，老雄鸭1只。

辅料　卤汁1500毫升，冰糖10克，葱节30克，葱花适量，盐、味精、香油少许。

烹饪与服法　将鸭宰杀后，去毛和内脏，洗净，入沸水锅中汆去血水；将5味主药置于双层纱布袋中，扎紧袋口，与鸭和处理干净的鸭肫、鸭肠共入卤锅中，加冰糖、盐、味精、葱节和卤汁，大火烧沸时撇去浮沫，改文火卤至鸭肉酥烂即成。捞出放凉，剁切成小块，按鸭形装盘，再均匀地涂上香油，撒上葱花，空腹温热食之。

功效　温中和胃，暖肾助阳，促进胃肠功能恢复，健体强身。

适用人群　神经性厌食者。

百变搭配　雄鸡、乌骨鸡可替换鸭。

暖胃补虚鱼（煎蒸带鱼）

主料　带鱼500克，香菜20克，鸡蛋1个。

辅料　料酒20克，盐5克，酱油10克，味精1克，葱段、姜片各10克，花椒油2克，芡（淀）粉15克，花生油50克。

烹饪与服法　取带鱼1～2尾去头、尾尖和内脏，洗净；在鱼身两面剞上斜直花刀，深至鱼骨，再切成2寸段，用料酒、盐、味精码味10分钟，待用。鸡蛋打散，加芡粉搅成蛋糊；香菜洗净、切段，备用。油在油锅烧在六七成热时，鱼段裹些淀粉，挂上蛋糊，平放锅里煎成两面呈金黄色，盛于盘中，加上料酒、酱油、葱段、姜片，盖上碟子，入笼旺火蒸8～10分钟（压力锅3～5分钟）即熟透，取出淋入花椒油，撒上香菜段即成。空腹热食，每2～3日1剂。

功效　暖胃，补虚、泽皮，保健强身，增进食欲。

适用人群　神经性厌食者，功能性消化不良、虚弱羸瘦、食欲不振、胃寒痛、肝炎、黄疸等患者；正常人保健养生者常食，可使肤润健美。

百变搭配　鲫鱼、鲳鱼、鲤鱼、鳙鱼（切成块烹饪）可交替烹饪食用。

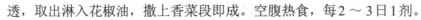

子姜肉丝

主料　嫩子姜100克，嫩青椒50克，猪瘦肉丝150克，鸡蛋1个。

辅料　料酒10克，盐3克，味精1克，淀粉15克，素油、鲜汤、湿荬粉各适量。

烹饪与服法　将嫩青椒、嫩子姜分别择洗干净，切成细长丝，备用。肉丝盛于碗中，打入鸡蛋，放盐1克，拌匀，加淀粉上浆，放入七成热油锅中，用筷子划散，至九成熟时倒出，沥去油。原锅内留少许底油烧热，下姜丝、青椒丝煸炒，加入料酒、鲜汤、盐、味精炒转，用湿粉勾荬，再将肉丝回锅，颠炒几下即盛于盘中。空腹佐餐常食。每1～2日1剂。

功效　补脾健胃，补虚泽肤。

适用人群　神经性厌食、功能性消化不良、食欲不振等患者，寒滞腹痛者。

百变搭配　各种畜、禽、鱼类肉丝均可交替烹饪食用。

第十一章 细菌性痢疾

一、临床表现与诊断

细菌性痢疾是由志贺菌引起的常见急性肠道传染病，以结肠黏膜化脓性溃疡性炎症为主要病变，以发热、腹泻、腹痛、里急后重、黏液脓血便为主要临床表现，可伴全身毒血症症状，严重者可有感染性休克和（或）中毒性脑病。症状体征可分为以下4型。

（1）**轻型** 无中毒症状，体温正常或稍高，腹痛、腹泻较轻，大便每天10次以内，呈糊状或水样，含少量黏液，里急后重不明显，可有恶心、呕吐。

（2）**普通型（中型）** 起病较急，有畏寒、发热中毒症状，体温39℃左右，伴有恶心、呕吐、腹痛、腹泻、里急后重，每天大便次数10～20次，脓血便量少，少数患者以水样腹泻为特点，失水不明显。

（3）**重型** 起病急骤，畏寒，高热，恶心，呕吐，腹痛剧烈，有黏血便，每天大便次数超过20次，里急后重，四肢厥冷，意识模糊。

（4）**中毒型** 起病急骤，突然高热，24小时之内迅速出现休克，惊厥和意识障碍。大便次数不多，常发生在儿童，病情凶险，死亡率极高。

诊断主要依据以下几点：①发病多在进食不洁食物后或有与痢疾患者的接触史；②有上述临床表现；③实验室检查可见血常规有白细胞总数增高，大便常规有红细胞、白细胞及脓细胞，大便培养有痢疾杆菌生长。

二、防治措施

① 预防应从控制传染源、切断传播途径和增进人体抵抗力三方面施行。早

期发现病人和带菌者，并及时隔离和彻底治疗；饭前便后洗净手。管好水源、粪便，饮食卫生及消灭苍蝇（"三管一灭"）。保护好易感人群，可口服F2α型"依链株"活疫苗，T32菌苗，保护率达80%以上。国产福氏2α与宋氏双价菌苗，口服安全，儿童1次口服，可得到保护。

② 患者隔离至大便培养2次阴性，严格消毒餐具、大便用石灰处理。

③ 病人卧床休息，进流食，多喝淡盐开水；对症处理如补液、解痉、止痛等。

三、西药治疗

病原治疗可选用或联用口服黄连素、吡哌酸、环丙沙星、诺氟沙星（氟哌酸）、（左）氧氟沙星；氟罗沙星、环丙沙星等。对中型者可静脉输注。对中型、轻型细菌性痢疾，尚可选用复方磺胺甲噁唑、阿莫西林、呋喃唑酮、磷霉素、第一代头孢菌素（如头孢氨苄、头孢拉定）或第二代头孢菌素（如头孢丙烯、头孢呋辛、头孢替安、头孢匹胺、头孢美唑、头孢西丁等）。对中毒性菌痢尚有用阿米卡星与头孢噻肟或头孢曲松等静脉滴注给药。轻型、中型菌痢疗程原则上不宜短于5～7天，以减少恢复期带菌；重型或中毒型总疗程可延至7～10天（中毒症状好转后可改为口服给药）。

四、中医药治疗

1.中医药方剂

宜清热解毒，调中理气，以下验方可随症加减。

① 白头翁10克，黄芩10克，木香7克，黄连5克，秦皮10克，白芍10克，甘草7克。若脓血便明显可酌加当归10克，地榆10克。水煎服，每日1剂。小儿用量酌减，辨证论治。

② 仙鹤草24克，花槟榔9克，共打碎煎服，每日1剂。小儿酌减。对"赤白痢疾"有效。

2.中成药治疗

国产数十种清利肠胃湿热剂对轻型、中型菌痢均有较好的临床效果，如穿心莲胶囊（片）、莲必治注射液、复方黄连素片、香连丸（片）、肠康胶囊（片）、枫蓼肠胃康颗粒（胶囊、片）、葛根芩连微丸（胶囊、片、口服液）、双苓止泻口服液、香连化滞丸、白头翁止痢片等，可对症选用。

五、食疗药膳方

凉拌马齿苋

主料　鲜马齿苋500克。

辅料　姜末20克，蒜泥20克，细葱花10克，精盐5克，鸡精2克，白糖适量。

烹饪与服法　将新鲜嫩马齿苋去根须和残叶，充分洗净后在200毫升的沸水锅中汆一下，捞入盘中，与全部辅料拌匀，佐餐（稀粥）食用；或用汆马齿苋后的余汁送服，细嚼慢咽。

功效　抑制痢疾杆菌生长。对大肠杆菌、伤寒杆菌等也有抑制作用。

适用人群　细菌性痢疾患者及预防者。

绿茶饮

主料　绿茶50～100克，独（大）蒜3个。

辅料　白糖适量。

烹饪与服法　将绿茶浓煎成20%的茶汁；独（大）蒜在柴火余烬中煨10分钟备用，吃时剥去蒜皮；每次细嚼慢咽煨熟的独（大）蒜1个，用25毫升浓茶汁（可加糖调味）送服，每日服3次，以空腹服用效果较好，可连服5～10天。

功效　对细菌性痢疾有防治作用。

适用人群　细菌性痢疾患者及其密切接触者。

刺苋菜汁

主料　红梗刺苋菜（野刺苋）鲜品100克。

辅料　红糖少许。

烹饪与服法　将红梗刺苋菜洗净、切碎，置果汁机中取汁，加红糖调味，空腹饮之，日服2～3次。或鲜嫩品洗净后，在沸水中汆一下，杀死寄生虫卵后，再取汁饮用。

功效　清热解毒，收敛止血痢；抗菌、消炎、消肿；对痢疾杆菌等有抑杀作用。

适用人群　急性肠炎、痢疾、尿道炎、咽喉炎、妇女子宫炎以及痈、疖、毒蛇咬伤者；尤对细菌性痢疾患者有良效。

百变搭配　鲜野刺苋菜30～60克，凤尾草30克，水煎，一日分2～3次饮服，用于痢疾、急性肠炎、泄泻等症病人。同属植物苋、野苋等也有类似作用。

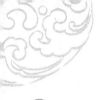
凉拌刺苋菜

主料　鲜嫩刺苋菜苗或叶200克，独蒜50克。

辅料　酱油5克，盐1克，姜末2克，葱花2克，白糖5克。

烹饪与服法　将鲜嫩刺苋菜苗或其叶洗净，在沸水中氽一下，杀死寄生虫卵和微生物，沥干后放在碗内；加入去皮、洗净并捣为泥的独蒜，充分拌匀，随后加入全部辅料再拌匀即成。空腹（或）佐餐食用，细嚼慢咽。

功效　同"刺苋菜汁"。

适用人群　同"刺苋菜汁"。

百变搭配　可加葱白10克，薤白10克。

荠菜拌白及

主料　鲜嫩荠菜或花200克，鲜白及20克，独蒜50克。

辅料　酱油5克，盐1克，姜末2克，葱花2克，白糖10克，胡椒粉1克，花椒粉1克。

烹饪与服法　将鲜嫩荠菜或花、白及分别洗净，沸水中氽一下，杀死寄生虫卵及微生物，放在盘里，加入去皮、洗净、捣为泥的独蒜，拌匀后再放入全部辅料拌匀即成。空腹细嚼慢咽食之。日服3次，可连服5～7天。

功效　降压，止血，解毒，止泻。

适用人群　慢性痢疾、消化道溃疡出血伴高血压患者。

百变搭配　黄连10克，吴茱萸5克，木香10克，煎汤取汁，加糖调味服，日服2次，治热痢、赤白痢、腹痛、里急后重等证。

凉拌鱼腥草

主料　鲜鱼腥草（蕺菜、三白草）250克，鲜紫皮大蒜50克。

辅料　姜末10克，葱花10克，味精、胡椒粉、花椒粉各1克，香油10克，酱油20克。

烹饪与服法　将鲜鱼腥草洗净，在沸水锅中氽一下，杀死寄生虫卵和微生物，沥干后放碗内，加入去皮、洗净后捣为泥的紫皮大蒜，拌匀；加入全部辅料再拌匀。空腹细嚼慢咽食之。日服3次。亦可佐餐食之。

功效　抗菌抑病毒，消炎解毒，排脓，祛痰。

适用人群　痢疾、肠炎以及有轻度感染、发热者。

百变搭配　可加葱白10克，洋葱10克，薤白10克，呈协同之效。

凉拌马齿苋黄花

主料　鲜马齿苋（酸米菜、安乐菜）200～500克，紫皮大蒜50克，鲜黄花

50克。

辅料 姜末10克，紫皮小香葱花10克，酱油10克，盐1克，味精2克，胡椒粉、花椒粉各1克，香油10克，白糖15克。

烹饪与服法 将鲜马齿苋去黄叶、根，洗净与鲜黄花均在沸水中汆一下，杀死寄生虫卵和微生物，折摘成小节，放入碗中，与去皮、洗净、捣成泥之蒜拌匀，再与全部辅料拌匀即成。空腹或佐餐细嚼慢咽，日服3次。

功效 对大肠杆菌、伤寒杆菌、痢疾杆菌等均有抑制作用，特别对痢疾杆菌的作用很强。因含B族维生素、维生素C、胡萝卜素、钾较丰富，因而对牙龈出血、低钾者亦有效。

适用人群 细菌性痢疾，牙龈出血、低血钾者。

百变搭配 ①马齿苋洗净后取汁，加糖少许饮用，其效亦佳。②马齿苋60～90克（鲜草加倍），扁豆花3～12克，煎水加红糖，一日分2次服，治赤白痢疾。

马齿苋汁

主料 马齿苋750克。

辅料 红糖适量。

烹饪与服法 将马齿苋洗净，蒸5分钟，捣烂取汁或置榨汁机内取汁；于残渣中加适量冷开水，再捣取汁，或第二次煎汤取汁，合并两次药汁，加糖调味后，代茶频饮，每日1剂。残渣尚可与蒜泥、姜末、盐、葱花、香油等适量拌匀，空腹食之。

功效 抗菌，抑制病毒。

适用人群 细菌性痢疾、牙龈出血、低血钾者，以及细菌性食物中毒者。

百变搭配 黄芩10克，芍药10克，甘草3.5克，大枣4枚，煎汤取汁，加糖调味服，增效。

杨梅酒

主料 杨梅500克，老陈酒500克。

辅料 食糖适量。

烹饪与服法 将杨梅充分洗净、沥干，浸泡于老陈酒之中，以酒越陈越好，一周后即可饮用。每次食1～2枚，每日服2次。可用糖调味饮用。

功效 对痢疾、腹痛、吐泻等有一定疗效。

适用人群 细菌性痢疾伴腹痛、吐泻者。

百变搭配 白痢用红糖，赤痢用白糖，赤白痢兼下用红白糖各15克，旱莲草12克。煎汤当茶饮，加糖调味后饮用，有协同治疗细菌性痢疾之效。与杨梅酒服用时间应间隔4小时为宜。

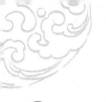

韭菜根黄酒

主料 韭菜根500克，黄酒500克。

辅料 糖适量。

烹饪与服法 将韭菜根洗净、捣烂取汁，或置榨汁机中取汁。每次用韭菜根汁10～20克（毫升）兑黄酒约50克（毫升），加糖调味后饮用，日服（空腹）2～3次。

功效 抗菌，抑制病毒。

适用人群 细菌性痢疾患者。

百变搭配 白头翁10克，黄柏7克，黄连3.5克，秦皮10克，煎汤取汁，加糖调味服，协同清热解毒，凉血止痢。

糖大蒜

主料 大蒜1头，白糖20克。

辅料 绿茶1杯。

烹饪与服法 将大蒜去皮、洗净，捣为泥，与白糖拌匀，空腹食之，以绿茶送下。每日服2～3次，饭前吞服，可连用7～10天。

功效 抗菌，抑制病毒，对痢疾、腹泻有防治之效。

适用人群 细菌性痢疾、食物中毒、腹泻等病人。

百变搭配 同时用大蒜液灌肠，对菌痢疗效更佳。独蒜优于普通大蒜。

马齿苋肉包

主料 马齿苋1000克，猪瘦肉300克，面粉500克，面肥适量。

辅料 盐5克，姜末20克，葱末20克，香油10克，胡椒粉1克。

烹饪与服法 将马齿苋去黄叶、根后洗净，放在背阴处晾几天，再洗，沥干后剁碎；猪瘦肉洗净剁成肉泥，与辅料拌匀成馅，备用。面粉加面肥和清水和成团，擀成面皮，包馅为包子，做法和一般包子相同，蒸熟即成。随量服食，当三餐主食。

功效 主治痢疾、肠炎、细菌性食物中毒。

适用人群 细菌性痢疾、食物中毒。

百变搭配 同吃糖大蒜，呈协同之效。

马齿苋拌蒜泥肉丝

主料 马齿苋500克，大蒜50克，肉丝50克。

辅料 酱油20克，盐3克，醋3克，白糖20克，姜末20克，葱白末10克，小香葱花5克，胡椒粉、味精、花椒面各1克，香油5克，湿芡粉10克。

烹饪与服法 将马齿苋择洗干净，在沸水中汆一下，沥干，摘为小节（段），放于大盘中；肉丝与盐1克，酱油5克拌匀，湿苋粉上浆后在油锅急炒至熟后备用；大蒜去皮，洗净后捣为蒜泥，与马齿苋拌匀；最后再与熟肉丝和其余辅料拌匀即成。空腹佐餐食用。

功效 防治细菌性痢疾、肠炎。

适用人群 细菌性痢疾、食物中毒、肠炎患者及其密切接触者。

百变搭配 豆腐香干100克可代替猪瘦肉丝50克。

薤白粥

主料 薤白50克，粳米100克。

辅料 骨头汤1500克（毫升），糖或盐少许。

烹饪与服法 将薤白、粳米分别淘洗干净，与骨头汤共煮为稀稠适度之粥。可加少许糖或盐调味（亦可不调味），空腹热食，每日1～2次（剂）。

功效 可防治老年人菌痢、慢性肠炎；也有顺气，理气和止痛之效。

适用人群 老年人菌痢、慢性肠炎患者；因本方有宽胸、行气、止痛之效，故试用于冠心病胸闷不适或心绞痛者。由于多食发热，故不宜多服、久服。

百变搭配 糯米、荞麦、粟（小米）可替换粳米。

大蒜胡萝卜粥

主料 紫皮大蒜50克，粳米100克，胡萝卜50克。

辅料 鲜肉汤1500毫升（克），盐或糖各少许。

烹饪与服法 紫皮大蒜去皮后洗净，粳米淘洗干净；胡萝卜洗净后切成丁，与鲜肉汤共煮为稀稠适度之粥。加盐或糖调味（亦可不调味），空腹热食，可作早餐主食。

功效 急慢性痢疾、肠炎和细菌性食物中毒防治均有效。

适用人群 急慢性痢疾、肠炎和细菌性食物中毒者及其预防者。

百变搭配 糯米、荞麦、粟（小米）、嫩高粱米可代替粳米。

薤头粥

主料 薤头100克，粳米100克，虾米10克，生菜50克。

辅料 带骨肉50克，姜末5克，葱花3克，盐3克。

烹饪与服法 将薤头、粳米分别洗净，生菜洗净、切段；带骨肉洗净，剁成小块，加清水1500毫升煮沸20分钟后，放入薤头、粳米和虾米，小火煮30分钟，放入生菜煮沸后加入其余辅料，此时已骨酥肉烂，弃骨后空腹热食，每日早晚各服1剂。

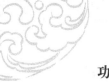

功效 防治细菌性痢疾、胃肠炎。

适用人群 细菌性胃肠炎、痢疾和中毒者及其密切接触者。

百变搭配 同大蒜胡萝卜粥。

马齿苋蒜粥

主料 鲜马齿苋100克（干品30克），粳米100克，独蒜10个。

辅料 鲜肉（骨）汤1000克（毫升），姜末5克，葱花3克，糖或盐少许。

烹饪与服法 将马齿苋、粳米、独蒜（去皮）分别洗净，与鲜汤共熬为粥，加姜末、葱花等调味，空腹温热食之，早、晚餐各服1剂（次）。

功效 抗菌，抑病毒，清热解毒。

适用人群 细菌性痢疾、食物中毒、胃肠炎等。

百变搭配 可加胡萝卜丁20克，增色。

黄金粥

主料 黄花菜50克（金针菜、萱花干品10克），金银花6克（干品），粳米80克。

辅料 鲜肉汤1000克，葱花3克，姜末5克，独蒜2个，盐2克。

烹饪与服法 将3味主料分别洗净，独蒜去皮洗净，与鲜肉汤共熬为粥，加葱花、姜末、盐调味后，空腹热食。早、晚餐各服1次。

功效 清热解毒，抗菌，抑制病毒。

适用人群 赤白痢、肠炎患者。

百变搭配 糯米、普通大米、荞麦、薏苡仁可代替粳米，后两者尚有健胃除湿，增强免疫力之效。

红苋菜炒大蒜

主料 红苋菜50克，大蒜1头。

辅料 花生油适量，盐3克。

烹饪与服法 将红苋菜择洗干净，沥干；大蒜去皮、洗净，捣为泥；油在炒锅中烧至七成熟时，下苋菜旺火急炒至熟，放盐和大蒜泥翻炒均匀即成。空腹佐餐食之。

功效 对大肠杆菌、痢疾杆菌等及某些病毒、真菌有抑制作用。

适用人群 痢疾、肠炎病人，正常人常食有预防痢疾肠炎之效。

乌梅糖粥

主料 粳米100克，乌梅10～20克，莴笋叶50克。

辅料 冰糖适量。

烹饪与服法 将乌梅煎沸2次，每次煮沸15分钟，分2次取煎汁约1000毫升，与粳米熬粥约30分钟，加洗净、切碎的莴笋叶，烧沸后加冰糖调味。空腹热食，早晚各服1次。

功效 抑菌解毒，收敛止痛，止泻。

适用人群 久痢、久病泄泻者。

百变搭配 可加虾米10克、肉末50克，均衡营养，增强免疫力。

乌梅骨蒜汤

主料 乌梅15～20克，带肉猪棒子骨500克，独蒜50克。

辅料 姜片10克，葱节10克，盐3克。

烹饪与服法 将乌梅、独蒜（去皮）洗净，带肉猪棒子骨洗净后剁成节、砸破，共入锅内，加清水熬至骨酥肉烂，加辅料调味，空腹温热食之。

功效 抗菌、收敛、解毒。

适用人群 痢疾、肠炎者，久痢、久泻者。

韭菜骨汤粥

主料 鲜韭菜30～60克（韭菜子5～10克），糯米100克。

辅料 鲜骨汤1000克（毫升），盐3克。

烹饪与服法 将鲜韭菜洗净、切细（或将韭菜子研为细末）；先将糯米与骨汤共熬为粥，待熟时加入切细的韭菜或韭菜子细末，盐调味后即成。空腹热食，每日2次。

功效 补虚止痢。

适用人群 虚寒久痢患者。

百变搭配 粳米、荞麦、粟（小米）可代替糯米。

乌梅姜汁茶

主料 乌梅肉30克，生姜10克，绿茶6克。

辅料 红糖适量。

烹饪与服法 将主料加水煎沸后加红糖调味顿服；亦可置于保温杯内，沸水冲泡，盖严半小时后放入红糖，趁热顿服，可食乌梅肉。每日3次。

功效 清热解毒，收敛、抗痢疾杆菌和阿米巴原虫。

适用人群 细菌性痢疾和阿米巴原虫病（痢疾）。

葡萄姜汁茶

主料 鲜葡萄汁50克，生姜汁50克，绿茶5克。

　　辅料　蜂蜜适量。

　　烹饪与服法　以沸水冲泡绿茶1杯，兑入葡萄汁、姜汁、蜂蜜，摇匀。趁热顿服，日服2次。

　　功效　抑菌，解毒，收敛。

　　适用人群　细菌性痢疾。

莲子金银花饮

　　主料　莲子20克，金银花6克。

　　辅料　蜂蜜适量。

　　烹饪与服法　将莲子、金银花煎汤2次，每次煎沸20分钟，合并煎汁，兑入蜂蜜，分两次饮下，可食莲子。

　　功效　抑菌，清热解毒。

　　适用人群　细菌性痢疾、肠炎患者。

荷梗蒂糖水

　　主料　鲜荷梗、荷叶（蒂）各30～60克，鲜藕节30克。

　　辅料　麦芽糖适量。

　　烹饪与服法　将主料洗净、切碎取汁或煎汤，兑入麦芽糖（饴糖）1～2匙调服，日服2～3次。

　　功效　止泻，止痢，止血。

　　适用人群　久泻久痢、肠风便血者。

　　百变搭配　大蒜（去皮）20克拌糖同服，呈协同之效。

蒲公英拌羊肚

　　主料　蒲公英幼苗100克，鲜羊肚1只。

　　辅料　姜末、葱花各10克，料酒15克，蒜泥50克，湿芡粉、花生油各适量，精盐4克，胡椒粉、味精、花椒面各2克。

　　烹饪与服法　将蒲公英幼苗择洗干净，在沸水中汆一下，沥干；羊肚充分洗净后，在沸水中汆去血水，切成1厘米宽，约5厘米长的小条，加料酒15克，精盐2克，拌匀码味，湿淀粉上浆后，旺火油锅中爆炒两三分钟即熟出锅，盛于大盘内，与蒲公英、蒜泥和其余辅料拌匀即成。空腹佐餐食蒲公英、羊肚条和蒜泥。

　　功效　清热解毒，消炎止痛，温胃和中。

　　适用人群　细菌性痢疾、中毒，胃肠炎、腹泻患者等。

　　百变搭配　本方可改为羊肚炖汤至酥烂，放蒲公英和辅料煮沸热食，效果也佳。

山楂糖水

主料　山楂60克，黄酒50毫升。

辅料　红糖60克。

烹饪与服法　用小火将山楂炒至略焦，离火与黄酒拌匀，再加水200毫升煎沸15分钟，去渣取汁加红糖30克顿服，每日1剂。

功效　抑菌，解毒。

适用人群　急性细菌性痢疾患者。

百变搭配　大蒜20克（去皮）洗净，捣为泥，与本方中红糖30克拌匀同服，山楂糖水送服，呈协同之效。

第十二章 细菌性食物中毒

细菌性食物中毒是由于食用被细菌及其毒素污染的食物而引起的中毒性疾病。常见的致病性细菌有沙门菌（如猪霍乱、鼠伤寒、肠炎等沙门菌，猪、牛、羊等家畜和鸡、鸭、鹅等家禽，鱼类，鼠类及野生动物的肠腔内与内脏中均可查出此菌；沙门菌属可污染食物，厨具、炊具和餐具，在22～32℃的温度下繁殖极快，且能产生内毒素），嗜盐菌（又称副溶血弧菌，该菌及其毒素主要通过鱼、蟹、墨鱼等海产品传播），变形杆菌（可产生肠毒素，广泛存在于大自然中），肉毒杆菌（多见于变质罐头、火腿、腌腊食物，发酵豆、面制品，其芽孢广泛存在于自然界），葡萄球菌（毒素型中毒）。

一、临床表现与诊断

（1）**症状体征** ①胃肠炎型食物中毒：潜伏期短，以急性胃炎症状为主要表现；②神经型食物中毒（即肉毒杆菌外毒素污染的食物所致），以中枢神经系统症状为主，如眼肌、咽肌的瘫痪，发音困难，甚至呼吸中枢麻痹等；多有进食可疑污染食物史，如火腿、腊肠、鱼类、罐头食物、豆制品，同食者集体发病。临床表现起病急骤，初有头晕，乏力，恶心，呕吐，继而出现视力模糊，复视，眼睑下垂，吞咽，发音和呼吸困难等。

（2）**诊断** ①曾进食可疑被污染的变质食物，同进食者集体发病；②具有上述症状；③潜伏期为12～36小时，可短至2小时或长至10天；④实验室病原学检查可明确诊断。

二、防治措施

①控制传染源，彻底消毒；畜禽肉类及其内脏清洗干净，烹饪熟透后食用。

②加强肉类、海产品及各种食品的运输、保存、出售以及原产地等过程的卫生监督与管理，防止污染，禁止销售和食用病畜、病禽和细菌（毒素）污染的各种食品。③防止熟食品被重新污染，如生、熟食品分刀、分砧板及餐饮容器（具）。④炊事员、食品制作人员、销售人员、挤奶工等，如有皮肤及手部化脓性感染等，应暂停工作，待治愈后再恢复工作，乳牛患化脓性乳腺炎（葡萄球菌感染）时，应隔离治疗，对其乳汁严格消毒处理。⑤消灭苍蝇、蟑螂和老鼠，注意饮食和环境卫生，防止污染食物。⑥过期、变质罐头食品应彻底销毁、焚烧。

三、西药治疗

处理原则按以下进行。

①早期洗胃，用1∶4000高锰酸钾溶液或5%碳酸氢钠溶液洗胃；②清洁灌肠；③早期用特殊（特效）抗毒素，病原菌已明确的可用敏感的抗生素（供参考）。

（1）沙门菌食物中毒 可选用氯霉素、氨苄西林或阿莫西林舒巴坦、阿莫西林克拉维酸钾、磷霉素、复方磺胺甲噁唑；宜选喹诺酮类（孕妇及未成年人忌用），如诺氟沙星、氧氟沙星、环丙沙星、氟罗沙星以及加替沙星、洛美沙星、司帕沙星、莫西沙星、左氧氟沙星等。

（2）副溶血性弧菌（嗜盐菌）食物中毒 症状轻的病人可不用抗生素。对病情较重而伴有高热或黏液血便者，可给予对沙门菌敏感的喹诺酮类（见上述）或庆大霉素、阿米卡星、依替米星等氨基糖苷类抗生素。

（3）葡萄球菌食物中毒 治疗同沙门菌属感染的胃肠炎型，以保暖、输液、饮食调节等为主。一般不用抗生素治疗。重症者可洗胃、导泻，加用苯唑西林、头孢呋啉或上述氟喹诺酮类抗生素中的任意一种，必要时也可使用万古霉素、替考拉宁等。

（4）肉毒杆菌食物中毒 及早给予多价肉毒抗血清（包括A型、B型、E型），在起病24小时内或瘫痪发生前注入最为有效。缓慢注入5万～10万单位一次，静脉及肌肉各半量，必要时6小时重复注射一次。用前须皮试阴性，如为阳性，必须脱敏后再行肉毒抗血清治疗。

（5）变形杆菌食物中毒 在夏季被污染食品放置数小时后，即可产生足量致病菌群，多为肠炎型和过敏型；重症肠炎型可选前述的氟喹诺酮类，过敏型可给予氯苯那敏（扑尔敏）或阿伐斯汀、阿司咪唑、氯雷他定、西替利嗪等抗变态反应的药物；严重者可联用氢化可的松或地塞米松。

此外，尚可能有肠出血性大肠杆菌食物中毒（敏感药物有氟喹诺酮类、第三代头孢菌素等），蜡样芽孢杆菌食物中毒（为革兰阳性杆菌，可用新青霉素类，第一代头孢菌素），产气荚膜梭状芽孢杆菌食物中毒，为革兰阳性、能形成芽孢的厌氧杆菌，青霉素、大环内酯类及第一代头孢菌素（β-内酰胺酶抑制剂碳青霉烯类可能有效；尚可考虑试用氯霉素、克林霉素等），霍乱弧菌、弯曲菌、耶尔森菌及其他一些非霍乱弧菌等均可引起食物中毒，须对症处理和用药。

四、中医药治疗

中医药治疗细菌性食物中毒尚有争议，本书从略。

五、饮食原则与食疗药膳方

1.饮食原则

在防治细菌性食物中毒的过程中，重在饮食卫生和预防，请参阅急慢性胃肠炎有关章节。细菌性痢疾食疗也有借鉴之处。恢复期可逐渐给予流食、半流食、软食等清淡而容易消化的饮食。

2.食疗药膳方

瓜蒂散米汤

主料 瓜蒂5克，赤小豆5克，豆豉5克。

辅料 米汤500～1000克（毫升）。

烹饪与服法 将主药分别捣碎为末，混匀为散剂，用米汤煮为稀糜。温热顿服之。不吐者，少加，得快吐者乃止。必要时可鸡翅翎探舌头的后根部，诱吐。

功效 催吐。

适用人群 细菌性食物中毒早（初）期需催吐的病人。

百变搭配 稀绿豆汤或赤小豆汤送服瓜蒂散10克。

三圣散米汤

主料 防风、瓜蒂各7克，藜芦3.3克。

辅料 米汤500～1000克（毫升）。

烹饪与服法 将主料分别捣为末，混合为散剂，以温热米汤送服。不必尽剂，以吐为度。亦可将主辅料共煎取汁（去渣），鼻饲灌之，吐出涎，口自开。必要时用鸡翅翎拭舌后根部，诱吐，催吐。

功效 催吐，涌吐风痰。

适用人群 细菌性食物中毒早（初）期、神志尚清者；中风闭证；癫痫有浊痰壅塞胸中，上逆时发作者。

盐汤探吐方

主料 食盐适量。

辅料 开水适量。

烹饪与服法 将食盐溶于开水之中。热饮1升，刺口令吐宿食使尽；若不尽如人意，可复饮，直到胃肠内中毒性食物吐尽为止。

功效 涌吐中毒性食物（宿食）。

适用人群 细菌性食物中毒、宿食、霍乱等欲吐不得吐、欲泻不得泻之类患者，简便易行，必要时可用鹅翎探喉间以助之。

注 加盐咸至苦味时，催吐之效较强。

参芦饮

主料 人参芦3～8克，或加鲜竹沥水10～20克。

辅料 米汤适量。

烹饪与服法 将人参芦捣（研）为末，用热米汤送服。或加鲜竹沥水同服。或将人参芦粗末与米汤煎沸后饮用，效果较好。必要时用鸡翅翎探喉诱吐。

功效 涌吐痰涎。

适用人群 虚弱之细菌性食物中毒者，痰涎壅盛，胸膈满闷，温温欲吐，脉象细滑者，服后不吐者，可用鹅翎（或鸡翅翎）探拭喉间舌根部诱吐、催吐。

生绿豆浆

主料 生绿豆100克。

辅料 饮用水约500克。

烹饪与服法 将生绿豆淘洗干净，加水用石磨或豆浆机磨成浆，一次顿服。以催吐至净者佳。

功效 催吐、解毒。

适用人群 细菌性食物中毒或毒物滞留于胃中的病人。

注 服后不吐者，可用鸡翅翎探拭舌根部诱吐、催吐。

萝卜汁

主料 红皮白心辣萝卜500克。

辅料 食盐1.5克，鸡翅翎1根。

烹饪与服法 红皮白心辣萝卜洗净、切丁，取汁加盐顿服，服后即用干净的鸡翅翎探拭舌根部喉咙，诱吐、催吐，直到胃中细菌性毒物吐净为止。

功效 清热解毒，涌吐宿食。

适用人群 细菌性食物中毒早（初）期病人。

百变搭配 取汁后的萝卜渣，可凉拌或炒熟食用。

解毒、止吐、止泻流质饮食见下方（7）～（13）。

生姜苏叶饮

主料 生姜30克，紫苏叶30克。

辅料 红糖5～10克。

烹饪与服法 将生姜拍碎或横切成薄片，紫苏叶捣碎，加水约200克，煎沸约5分钟取汁，加红糖调味后顿服。

功效 解食物中毒，有止痛，止泻，止呕之效。

适用人群 食物中毒洗胃后仍腹痛、呕吐、下痢等患者。

百变搭配 配用大蒜20克捣碎拌糖食，增强抗菌解毒之效。

生姜橘皮饮

主料 生姜20克，橘皮15克。

辅料 米汤500克。

烹饪与服法 将主料洗去浮尘，与米汤煎沸15分钟，饮汁。

功效 解毒，止痛，止呕。

适用人群 食物中毒洗胃后仍腹痛、呕吐者。

百变搭配 配用生大蒜或薤白、荞头洗净、捣碎拌糖食，可增强抗菌解毒之效。

荸荠汁

主料 荸荠500克。

辅料 红糖5～10克。

烹饪与服法 将荸荠洗净、去蒂和芽、表皮，切丁，取汁拌红糖顿服。取汁后残渣亦可拌红糖或炒熟食用。

功效 荸荠中含有一种抗菌物质"荸荠英"对金黄色葡萄球菌、大肠杆菌、铜绿假单胞杆菌（绿脓杆菌）有效，不耐热，在pH值（酸碱）3～8范围内稳定，故生食抗菌效果较好。尚可解铜中毒。

适用人群 细菌性食物中毒患者，铜中毒者（试用）。

薤白汁

主料 薤白（鲜品）200克。

辅料 红糖5～10克。

烹饪与服法 将鲜薤白洗净，置榨汁机内取汁，顿服；取汁后薤白渣亦可拌红糖佐餐或空腹食之。

功效 解毒、理气、宽胸、通阳、散结。《本经逢原》："捣汁生饮，能吐胃中痰食虫积"。

适用人群 细菌性食物中毒者，赤白痢下患者。

百变搭配 配用独蒜2枚，有协同抗菌解毒之效。

独蒜汁

主料 独头蒜2个（约30～50克）。

辅料 冰糖5克。

烹饪与服法 将独头大蒜（独蒜）去皮、洗净、取汁拌冰糖顿服，取汁后的蒜渣亦可拌冰糖食用。视中毒程度，可日服1～3次。

功效 行滞气，暖脾胃，消癥积，解毒，杀虫。生食对数种细菌（如葡萄球菌、脑膜炎球菌、肺炎杆菌、链球菌、白喉杆菌、痢疾杆菌、大肠杆菌、伤寒杆菌、副伤寒杆菌、结核杆菌和霍乱弧菌等）均有强力抑制或杀灭作用。尚有治疗高血压及动脉粥样硬化之效。

适用人群 细菌性食物中毒及上述细菌感染者。

百变搭配 普通大蒜可代替独蒜，以紫皮大蒜抗菌效力较强。由于抗菌性大蒜辣素性质很不稳定，不宜久露于空气之中，故配好后服用的疗效较好。

洋葱汁

主料 洋葱1～2个（约200克）。

辅料 冰糖5克。

烹饪与服法 将洋葱洗净，撕去发红紫的薄片，切碎捣汁或置榨汁机中取汁拌冰糖顿服。取汁后的葱渣可凉拌或炒熟食用。

功效 抗菌作用与大蒜辣素相同；尚有降血浆胆固醇之效。

适用人群 细菌性食物中毒者、胃肠炎患者、动脉粥样硬化症患者。

百变搭配 香葱、大葱、青葱、四季葱、火葱均有相近（似）效果。

韭菜汁

主料 韭菜200克，生姜100克。

辅料 牛乳80克（毫升）。

烹饪与服法 将韭菜充分择洗干净，切碎，置榨汁机中取汁2杯；生姜洗净、切碎，置榨汁机中取汁1杯，与牛奶（乳）混匀，细细温服。

功效 解毒，行气，温中，散血。

适用人群 细菌性食物中毒洗胃后翻胃（反胃）者。

百变搭配 取汁后的韭菜渣、生姜渣可与100克肉末炒熟食用，或做包子、馄饨的馅泥蒸（煮）熟食用。

解毒半流质饮食见下方（14）～（18）。

刺苋菜蒜粥

主料 刺苋菜嫩叶或幼苗200克，大蒜50克，粳米100克。

辅料 粳米水澄清液（滤液）约800克（毫升），盐或糖少许。

烹饪与服法 将粳米淘洗干净后，与其澄清液小火煮沸20分钟后，加入洗净的刺苋菜、大蒜（去皮），复煮沸10分钟即成。温热空腹徐徐服下。或加盐或糖少许调味后食之。

功效 抗菌解毒，尤其对细菌性痢疾（杆菌）有卓效。

适用人群 细菌性食物中毒洗胃后患者，痢疾和胃肠炎患者。

洋葱肉粥

主料 洋葱200克，肉末50克，大蒜5瓣或独蒜2～3个，粳米100克。

辅料 骨头汤1000克（毫升）。

烹饪与服法 将洋葱洗净、撕去紫红薄片、切成丁；大蒜（独蒜）去皮、洗净，待用。粳米淘洗干净，与骨头汤、肉末共煮20分钟熬成稀粥，加入洋葱丁、大蒜再沸5分钟即成。空腹徐徐热食。

功效 抗菌解毒，降脂降压。

适用人群 细菌性食物中毒洗胃后患者，伴有高血压、高胆固醇血症、动脉粥样硬化症的细菌性食物中毒洗胃后患者尤为适用。

百变搭配 香葱头、四季葱头、大葱白（段）均有相似（近）功效。

大蒜香菇肉粥

主料 大蒜50克，香菇100克，肉末50克，粳米100克。

辅料 骨头汤1000克（毫升）。

烹饪与服法 将大蒜（去皮）、香菇（去根蒂）分别洗净；粳米淘洗干净后用骨头汤熬成稀粥（约20分钟），香菇切成薄片后与肉末加入粥中，煮沸10分钟，加入大蒜再沸5分钟即成。空腹徐徐热食。

功效 抗菌解毒，增强免疫力。

适用人群 细菌性食物中毒洗胃后或恢复期患者。

百变搭配 恢复期可食鲜菜菜肴。

韭菜肉粥

主料 韭菜150克，肉末50克，粳米100克。

辅料 大蒜2瓣或独蒜1个，骨头汤1000克。

烹饪与服法 粳米淘洗干净后与肉末、骨头汤共煮为稀粥，加入洗净切碎的韭菜、大蒜，再煮沸5分钟即成。空腹温热服食。

功效 抗菌解毒，保健强身。

适用人群 细菌性食物中毒洗胃后或恢复期患者。

百变搭配 可同时用凉拌鱼腥草、凉拌马齿苋等野菜佐餐，有协同抗菌解毒之效。

薤白公英肉粥

主料 薤白100克，蒲公英嫩叶或幼苗100克，肉末50克，粳米100克。

辅料 骨头汤1000克，葱花5克，姜末2克，盐3克。

烹饪与服法 薤白、粳米分别洗净，与骨头汤共熬成稀粥，加肉末煮沸3分钟；再加洗净、切碎的蒲公英煮沸5分钟，放入葱花、姜末、盐调味即成。空腹温热食之。

功效 抗菌解毒，止泻，利湿。

适用人群 细菌性食物中毒洗胃排毒后患者，恢复期患者及痢疾、胃肠炎患者。

百变搭配 糯米、粟（小米）、荞麦可代替粳米。尚可同食凉拌鱼腥草、凉拌马齿苋（蒜泥）等抗菌解毒菜肴。

马兰头蒜泥

主料 马兰头（路边菊、田边菊、鸡儿肠、泥鳅串）嫩茎叶或幼苗60～120克。

辅料 大蒜50克，姜末5克，葱花5克，胡椒粉、花椒粉各2克，味精1克，盐2克，香油5克。

烹饪与服法 春花时节细菌性食物中毒时，可采集鲜红梗马兰头嫩茎叶或幼苗，洗净后在沸水中汆一下、沥干；大蒜去皮、洗净后捣为泥，与其余辅料拌匀，空腹细嚼慢咽食之，可日服3次。

功效 抗菌消炎，清热止血。

适用人群 细菌性食物中毒洗胃、排毒后患者，细菌性食物中毒的恢复期患者以及上呼吸道感染者伴有吐血、鼻衄者；急性肝炎、咽喉炎、扁桃体炎、腮腺炎、乳腺炎等化脓性炎症患者。

百变搭配 独蒜比普通大蒜好；可同食马齿苋、蒲公英等拌蒜泥的抗菌野菜，有协同抗菌作用。

荠菜蒜泥

主料 荠菜200克，大蒜50克。

辅料 白糖（蔗糖）10克，姜末5克，葱花5克，味精1克，香油10克。

烹饪与服法 将荠菜未开花的嫩茎叶或嫩苗择洗干净，切为两段，入沸水中氽一下，沥干；大蒜去皮、洗净，捣为泥，与其余辅料拌匀，空腹细嚼慢咽或佐餐食用。可日服2～3次。

功效 抗菌解毒，降压，止血。

适用人群 细菌性食物中毒洗胃、排毒后患者，以及伴有高血压、眼底出血者，慢性痢疾等患者。

百变搭配 荠菜花与当归、白及、侧柏叶、墨旱莲等配方煎服，可用于有出血倾向的疾病，紫皮大蒜、独蒜抗菌作用比白皮大蒜好。

鱼腥草豆干蒜泥

主料 鱼腥草200～300克，豆腐干100克，大蒜50克。

辅料 白糖10克，高级酱油10克，醋2克，姜末2克，葱花5克，胡椒、花椒粉、味精各1克，香油10克。

烹饪与服法 鱼腥草择洗干净，在沸水中氽一下、沥干，豆腐干洗净，切成薄片，在沸水中氽一下；与鱼腥草共置于大盘中，加入洗净捣为泥的大蒜，加入全部辅料，拌匀即成。空腹细嚼慢咽食之，亦可佐餐食用，可日服2～3次。

功效 抗菌解毒，消炎，排脓、利尿，止血等。

适用人群 细菌性食物中毒洗胃、排毒后的患者、恢复期患者；以及伴有发热、炎症的其他病症，是四川人常食抗菌解毒野菜之一。

百变搭配 尚可隔餐食用马齿苋、刺苋菜、洋葱等菜肴。

苋菜蒜泥

主料 紫红苋菜500克，大蒜50克。

辅料 干红辣椒3个，盐5克，味精1克，花椒10粒，花生油适量。

烹饪与服法 苋菜择洗干净，沥干，大蒜去皮、洗净、捣为泥。干红辣椒拭去灰尘，切成两节，放入烧至六成热的油锅中爆成紫色，放出刺鼻辣味时，放入苋菜，翻炒出红汁，放入蒜泥和其余辅料，翻炒均匀即成。空腹细嚼慢咽食之，或佐餐食用。

功效 抗菌解毒，消炎排脓，收敛止血痢。

适用人群　细菌性食物中毒洗胃、排毒后患者，痢疾患者及恢复期患者。

百变搭配　红梗（茎）野刺苋菜嫩茎叶或嫩苗抗菌效果比家种苋菜好。尚可隔餐食用马齿苋、蒲公英等野菜菜肴。

蒲公英蒜泥

主料　蒲公英200克，大蒜50克，豆腐干50克。

辅料　白糖10克，食醋2克，盐3克，胡椒、花椒粉、味精各1克，香油5克。

烹饪与服法　将蒲公英幼苗择洗干净，在沸水中汆一下，沥干；豆腐干洗净、切成薄片，亦在沸水中汆一下，与去皮、洗净、捣为泥的大蒜共置于盘中，加入全部辅料，拌匀即成。空腹细嚼慢咽食之，亦可佐餐食用。

功效　抗毒抑菌、消炎驱虫、健胃止呕。

适用人群　细菌性食物中毒洗胃、排毒后患者，痢疾患者，胃肠炎伴发热患者等。

百变搭配　可同服大蒜粥、乌梅粥；隔餐食用马齿苋菜肴等。

乌梅膏（糖丸）

主料　鲜乌梅500克。

辅料　炒面或熟黄豆细粉适量，白糖50克。

制作与应用　采集未熟肥大乌梅500克，煮至极烂，去核，过滤后再煎，合并两次煎汁，浓缩（小火）至稠膏时，加白糖搅拌溶化，远离火源，加入炒面或熟黄豆细粉，搓捻成丸药如黄豆大，装瓶密封后置冰箱2～8℃保存，有效期3～5个月。预防细菌性食物中毒和肠道传染病，空腹服，可服用3～10丸，1日服2～3次。

功效　对大肠杆菌、痢疾杆菌、伤寒杆菌、铜绿假单胞杆菌（绿脓杆菌）、霍乱弧菌、结核杆菌等均有抑制作用。

适用人群　出差者、旅游者及大众防治细菌性食物中毒者、肠道传染病者。

百变搭配　乌梅糖粥、乌梅骨蒜粥、乌梅姜汁茶等亦有抗菌解毒之效，请参阅细菌性痢疾的食疗药膳方。

蕺菜肚条蒜泥

主料　蕺菜（鲜嫩鱼腥草）200克，熟猪肚条100克，蒜泥50克。

辅料　姜末10克，葱末10克，花椒粉、胡椒面各1克，味精、香油、盐各适量。

烹饪与服法　蕺菜择洗干净，在沸水中汆一下，杀死寄生虫卵，沥干，切节；熟猪肚条清洗一下，在沸水中焯熟透，与备好的蕺菜同盛于盘中，加现捣蒜泥和辅料拌匀，空腹食之，细嚼慢咽、徐徐服下。

功效 清热解毒，抗菌杀虫。

适用人群 细菌性食物中毒催吐后患者、恢复期患者。

韭菜豆干蒜泥

主料 鲜嫩韭菜、蒜泥各50克，五香豆腐干100克。

辅料 姜末、胡椒面、花椒面、味精、香油各少许，盐3克。

烹饪与服法 鲜嫩韭菜择洗干净后，入沸水汆一下，切成寸段；五香豆腐干在沸水中焯一下，切薄片，与韭菜段共置于同一盘中，加入现捣的蒜泥和辅料拌匀空腹食用，亦可佐餐食用。

功效 清热，解毒，抗菌。

适用人群 细菌性食物中毒催吐、洗胃后患者、恢复期患者均可食用。

洋葱鸡丝蒜泥

主料 洋葱150克，鸡胸肉100克，现捣蒜泥50克。

辅料 姜末5克，盐4克，香油5克，花椒面、胡椒粉、味精各1～2克；湿芡粉10克，素油50克。

烹饪与服法 洋葱去蒂和根须，洗净，撕去薄膜，入沸水中焯一下，减轻辣味，切成细丝，盛于盘中；鸡胸肉切成细长丝，加盐2克码味，湿芡粉上浆后，下热油锅爆炒至熟，转入洋葱丝盘中，加入现捣蒜泥和全部辅料，拌匀，空腹或佐餐食用。

功效 清热解毒，抗菌杀虫。

适用人群 细菌性食物中毒催吐、泻后患者，康复期患者。

山药香菇骨汤

主料 山药（鲜）500克，香菇300克，带肉猪骨500克。

辅料 去皮大蒜100克，盐5克，生姜20克。

烹饪与服法 山药洗净，刮去外皮和须根，滚刀切块；香菇去根蒂，洗净，对切成两半；带肉猪骨洗净，砸破，剁成寸半段，共入锅内，加水约1500克，大火烧沸，打去浮沫，改小火加入蒜、盐和生姜，加盖炖至骨肉分离时即成。空腹温热食蒜、山药、香菇和肉，温汤徐徐送服。

功效 健脾补肾，益胃滋阴，健体强身。

适用人群 食物中毒后康复期患者。

百变搭配 出锅前5～10分钟，可加入洗净、切段的小白菜、莴笋叶、生菜叶150克左右，煮熟调味食用，均衡营养，有利于健康。食用鲜香菇可用草菇、口蘑、白菇、平菇、金针菇等代替。

萝卜烧带鱼

主料　带鱼500克，红皮白萝卜300克。

辅料　大蒜50克，料酒10克，精盐5克，白糖5克，酱油20克，葱段20克，姜片10克，面粉30克，花生油适量，鲜汤适量。

烹饪与服法　带鱼去头、内脏，洗净，切成6厘米长段，加3克盐码味，然后用面粉裹匀，放入七八成热的油锅内轻炸至金黄色时捞出；萝卜洗净，切片，待用。油锅转出多余的热油，将去皮洗净的大蒜、葱段、姜片煸香，加鲜汤、料酒、盐、白糖、酱油烧开后，放入轻炸的带鱼块、萝卜片，加盖烧至酥烂入味，出锅装盘。空腹佐餐热食大蒜、带鱼、萝卜，温汤或佐餐送服。

功效　补虚开胃、消食化积、解毒祛湿、化浊。

适用人群　细菌性食物中毒康复期、体虚瘦弱、食欲不振、消化不良、小儿疳积、肢体乏力、肺结核咯血、鼻出血等症患者。

百变搭配　鲫鱼、鳙鱼、鲳鱼、草鱼、鲤鱼等淡水鱼处理干净后切成块，烹饪成肴，其效相近。

第十三章 阑尾炎

阑尾炎有急性和慢性之分。急性阑尾炎是最常见的外科急腹症,为阑尾的急性细菌性感染。致病因素包括:全身性感染或肠道感染,阑尾腔内有粪石、寄生虫、回盲部阻塞(肿物)等。病理上可分为单纯性阑尾炎、蜂窝组织炎性阑尾炎、坏疽性阑尾炎、阑尾穿孔并发急性腹膜炎等几种。

慢性阑尾炎是指阑尾慢性炎症变化所致的症状与体征,可发生在急性阑尾炎经非手术疗法治疗后,或阑尾周围粘连,管腔因淋巴组织增生、结核或肿瘤阻塞所致。

一、临床表现与诊断

(1)**急性阑尾炎** ①腹痛初起常在上腹部或脐周,后转移并固定于右下腹;可伴恶心或呕吐少量胃内容物,既往可能有类似发作史。②可有便秘或轻度腹泻,大便无脓血,无里急后重及下坠感。③轻度发热,一般不超过38℃,如已穿孔形成脓肿或腹膜炎时可高热。④右下腹有局限性压痛、反跳痛,局部肌肉有抵抗或肌紧张。挤压左下腹可能引起右下腹痛;如已形成阑尾脓肿,可摸到包块;肠鸣音可正常。⑤小儿阑尾炎穿孔较快,常伴腹泻。发病前有驱蛔病史者应考虑阑尾蛔虫;有阵发性绞痛,右下腹肌紧张和压痛,时轻时重。⑥妊娠中期、晚期发生阑尾炎时,压痛点较高,应注意区别压痛部与子宫的关系,如阑尾位于子宫后方,腹部压痛及肌紧张常不明显,后腰部可有压痛。

(2)**慢性阑尾炎** ①既往有典型急性阑尾炎史,经非手术疗法治疗有好转。②右下腹局限的、固定的压痛点。③应除外回盲部其他的病变。

二、防治措施

（1）**急性单纯性阑尾炎**　条件允许时可先行中西医相结合的非手术治疗，但必须仔细观察，如病情有发展应及时手术治疗。经非手术治疗后，可能遗留有阑尾腔的狭窄，且再次急性发作的机会很大。

（2）**化脓性、穿孔性阑尾炎**　原则上应立即实施急诊手术，切除病理性阑尾，术后应积极抗感染，预防并发症。高龄病人、小儿及妊娠期急性阑尾炎，亦宜急诊手术。确定手术时间后可给适量的镇痛药。注意纠正水、电解质失衡，对症治疗等。

（3）**发病已数日且合并炎性包块的阑尾炎**　暂行非手术疗法治疗，促进炎症的尽快消退，待3～6个月后仍有症状者，再考虑切除阑尾。非手术疗法治疗期间如脓肿有扩大并可能破溃时，应急诊引流。

（4）**非手术治疗**　主要适用于慢性阑尾炎、急性单纯性阑尾炎、妊娠早期和后期急性阑尾炎、高龄合并有主要脏器病变的阑尾炎。基础治疗包括卧床休息、控制饮食、适当补液和对症处理等。

三、西药治疗

抗菌治疗可选用广谱抗生素和抗厌氧菌的药物，如氨苄西林、哌拉西林、阿洛西林（必要时用其含β-内酰胺酶抑制剂的复方制剂）；喹诺酮类如氧氟沙星、环丙沙星等；以及甲硝唑、替硝甲、奥硝唑；预防手术后感染，可选用前1～2种常规剂量，连用3天；若控制并治愈感染，可连用7～10天。病情需要时，可用阿托品类药物解痉止痛，禁用吗啡、哌替啶等中枢性镇痛药。

四、中医药治疗

（1）**针灸**　足三里、阑尾穴，强刺激，留针半分钟，每天2次，连续3天。

（2）**外敷**　适用于阑尾脓肿，可用如意金黄散，用温开水或低度白酒调成糊状，于未破溃的皮肤患处外敷。注意包块变化，如有发展须切开引流。

（3）**内服方剂**　①淤滞期用阑尾化瘀汤（川楝子、延胡索、牡丹皮、桃仁、木香、金银花、大黄等），水煎服，每日1剂。②蕴热期用阑尾清化汤（金银花、蒲公英、牡丹皮、大黄、川楝子、赤芍、桃仁、生甘草等），水煎服，每日1剂。③毒热期用阑尾解毒汤（金银花、蒲公英、大黄、冬瓜仁、牡丹皮、木香、川楝子和生甘草等），水煎服，每日1剂。④妊娠阑尾炎汤（茯苓10克，鸡血藤17

克，丹参17克，连翘10克，酒制黄芩10克，全当归10克，冬瓜子17克，金银花10克，赤白芍10克，陈皮10克，炙甘草3.5克），水煎服。每日1剂。

五、饮食原则与食疗药膳方

1.饮食原则

① 阑尾炎手术病人，在术前4～6小时应禁食，需要时可肠外静脉营养。术后24小时，可酌情给予清流食，如肉汤、菜汁、米汤等，但不宜用牛奶、豆浆和过甜的食物。在病情缓解和恢复期可改用流食，如米汤、蒸蛋、蛋白水、豆浆、牛奶及稀藕粉等。如需要高热量流食，应多选用浓缩型食物，如鸡蓉汤、奶粉、可可、麦乳精、鱼粉、肉粉等，或按特殊饮食配制。服用流食期间，宜少食多餐，每天可6餐，每餐250～300毫升，特殊情况遵医嘱，或在营养师指导下就餐。

② 阑尾炎术后恢复期和非手术病人应少食多餐，每天5～6餐，可用细软面条、薄皮馄饨、稀（稠）粥、软饭、软瘦肉、蒸蛋羹、鱼虾类、豆浆、豆腐干等食物；少用蔬菜、水果、粗粮等食物；但可饮用蔬菜、水果、番茄等的压榨汁或过滤汁。无渣饮食禁用牛奶、半生鸡（鸭、鹅）蛋、果泥，以及菠菜泥、青菜泥、土豆泥、胡萝卜泥等。

2.食疗药膳方

山药复原羊肉汤

主料 怀山药50克，肉苁蓉20克，菟丝子10克，核桃仁2个，瘦羊肉（带骨）500克，粳米100克。

辅料 葱白段20克，花椒、八角、料酒、胡椒、盐各适量，生姜20克。

烹饪与服法 将带骨瘦羊肉洗净后切成2寸见方小块；怀山药和肉苁蓉、核桃仁均用清水洗去浮尘；生姜（老姜）洗净后拍破，与洗去浮尘的花椒、胡椒、八角、菟丝子用纱布包好，扎紧后与羊肉块、淘洗干净的粳米、怀山药、肉苁蓉、核桃仁、葱白段、料酒共入锅内，加水约2000毫升，大火煮沸后撇去浮沫，改小火煮成烂稠粥，去纱布包，加盐调味，每2～3天1剂，温热服食，冬季服用为宜。

功效 温补肾阳，补脾益胃肠。

适用人群 非手术阑尾炎及术后恢复期病人、脾胃虚弱、肾阴虚者。

百变搭配 禽肉、猪瘦肉可代替羊肉，可降低热性。

独蒜乌鱼

主料 乌鱼一尾（约750克），独蒜150克，鸡汤600毫升（克）。

辅料 冬笋20克，火腿20克，姜片10克，葱节10克，盐5克，酱油5克，料酒50克，白糖20克、水豆粉70克，香油适量，花生油、猪化油各适量。

烹饪与服法 乌鱼剖腹去鳞、鳃、内脏后洗净，两边划5刀，抹上盐、独蒜剥去外皮、洗净，冬笋、火腿切丁，待用。油约50克，猪化油约10克在炒锅内烧至七成热时，将乌鱼油炸两面各约1分钟呈微黄色出锅；再下独蒜炸熟；下冬笋、火腿、姜片、葱节、盐、料酒、酱油、白糖煸出香味，加鸡汤烧开，加入乌鱼、独蒜改用小火烧半小时入味；将鱼装盘，汁留锅内勾芡收汁，淋上香油，浇在鱼上，独蒜均匀摆放鱼周围即成。空腹温食或佐餐与家人共享。阑尾炎患者应多食独蒜。

功效 补脾暖胃，消炎利水，尚有减肥，美容，抗癌之效。

适用人群 急性阑尾炎患者康复期、慢性阑尾炎患者；水肿、肥胖者。

百变搭配 可同食马齿苋、刺苋菜、鱼腥草等抗菌消炎野菜。

蒜泥羊肚（肠）

主料 羊肚（肠）1付，大蒜100克。

辅料 葱10克，生姜10克，精盐5克，料酒15克，酱油10克，面酱15克，白糖5克，味精3克，鲜汤适量，芝麻20克，花生油适量。

烹饪与服法 羊肚（肠）洗净，在沸水中焯透后再洗，撕出油脂，切成长条丝，晾凉，待用。姜、葱洗净后均切成末，芝麻炒熟，大蒜去皮捣为细泥。将羊肚条丝同葱、姜、盐、料酒腌1小时，沸水旺火上蒸（或高压锅内）至酥烂。炒锅内将油烧至六七成热时，下姜、葱煸出香味，下酱油、料酒、白糖、鲜汤，并将面酱澥成汁放入，再放进羊肚（肠）条丝，用中火至汁收干时，下蒜泥、味精拌匀，撒上芝麻翻匀，盛于盘中即成。空腹细嚼慢咽热食，或佐餐服食。将蒜泥尽量与羊肚（肠）同食。

功效 补脾益气，温中暖下，抗菌消炎。

适用人群 急性阑尾炎康复期、术后恢复期、慢性阑尾炎患者，伴有反胃、朝食夜吐、夜食朝吐等症，住地潮湿、水湿行业者、冬季或高寒地区居民。

百变搭配 同食有抗菌解毒作用的马齿苋、刺苋菜、蒲公英、马兰头等嫩茎、叶菜肴，有协同、增效的作用。

独蒜肚条

主料 猪肚一个，独蒜100克，厚朴5克，陈皮10克。

辅料 生姜10克，葱10克，鲜肉汤1000克，花生油适量，料酒20克，盐

10克，味精3克，胡椒粉3克，水豆粉适量，香油适量。

烹饪与服法 猪肚洗净，入沸水焯透后捞出，刮去油脂、内膜、切条；生姜洗净，切成片；葱洗净、切成节；陈皮、厚朴洗去浮尘；独蒜去皮，洗净，待用。将油在锅内烧至六七成热时，下姜、葱煸香，放猪肚条、肉汤、陈皮、厚朴、料酒、精盐、胡椒粉烧开；打去浮沫，改小火烧炖至酥烂时，下独蒜、味精翻匀，用水豆粉勾芡，拣出厚朴不用，淋香油装盘（独蒜均匀摆放四周）即成。空腹热食独蒜、肚条或佐餐下饭。

功效 补虚损，健脾胃，抗菌解毒。

适用人群 饮食积滞、阑尾炎、胃肠炎患者，水肿胀满、脾虚水泻等症。

百变搭配 同食抗菌解毒的马齿苋、鱼腥草、刺苋菜嫩茎叶菜肴，有协同防治阑尾炎、胃肠炎之效。

蒲公英绿豆汤

主料 蒲公英幼苗100克，绿豆100克。

辅料 猪棒骨500克，盐3克。

烹饪与服法 将绿豆淘洗干净，猪棒骨洗净砸破，加水500克，小火炖至骨肉分离时，去骨，加入洗净的蒲公英幼苗和盐，煮3分钟即成。空腹热食蒲公英和绿豆，饮汤，日服3次，直至痊愈。

功效 抗菌消炎，利尿除湿。

适用人群 阑尾炎、胃肠炎、尿路感染、腹泻、痢疾等炎症患者，轻度、中度感染性疾病的病人。

百变搭配 重症者服黄连解毒汤（黄连10克，黄芩、黄柏各7克，栀子10克煎汤）日服2～3次，每日1剂。若用蒲公英干品，宜布包炖骨，饮汁。

独蒜炖鸭

主料 活鸭1只（约1500克），独蒜100克，蒜泥50克。

辅料 生姜30克，葱节20克，料酒30克，胡椒粉、味精各2克，盐5克。

烹饪与服法 鸭杀后去毛、内脏，洗净，入沸水中汆去血水；用料酒、盐、胡椒粉将鸭码味半小时后，在鸭腹内放入洗净葱（节）、独蒜（去皮）、生姜（拍破），置入砂锅内加水约2500克，大火烧开，打去浮沫，加盖，用小火慢炖至酥烂，味精调味，空腹热食独蒜、鸭肉（拌蒜泥），饮汤。

功效 行气消积，利水消肿，抗菌消炎。

适用人群 饮食积滞，轻、中度阑尾炎，胃肠炎，腹泻，痢疾病人等；水肿胀满，慢性肾炎等患者。

百变搭配 同食马齿苋、刺苋菜、蒲公英嫩茎叶菜肴，可增效。

金莲骨汤

主料　金银花10克，莲米50克，猪棒骨500克。

辅料　盐3克，姜片5克，葱花3克，味精1克，胡椒粉1克。

烹饪与服法　将3味主料分别洗净，共入砂锅，加姜片和清水约500克，用小火（加盖）炖至骨肉分离时，去骨，加盐、葱花、味精和胡椒粉搅匀。空腹吃莲米、金银花，饮汤，每日1剂。

功效　清热、泻火、解毒、抗菌。

适用人群　轻度、中度阑尾炎，胃肠炎伴腹泻、痢疾等症患者。

百变搭配　重症可配用黄芩芍药汤（黄芩10克、芍药10克、甘草5克），日服1剂，可增效。

马齿苋金泥

主料　鲜马齿苋200克，鸡内金10克，蒜泥50克。

辅料　盐2克，白糖5克，胡椒粉1克，味精1克，香油5克。

烹饪与服法　将鲜嫩的马齿苋择洗干净，入沸水氽一下，沥干；鸡内金用清水洗去浮尘，焙干研成细粉，加蒜泥（现制）与全部辅料拌匀，空腹食，日服2～3次，直至痊愈。

功效　抗菌消炎，消食积。

适用人群　阑尾炎、胃肠炎、腹泻等病人。

百变搭配　鸡内金10克（生炒各半），生葱茎5株，水煎服，增效。

薤白公英骨汤

主料　薤白100克，蒲公英幼苗100克，猪骨500克。

辅料　盐3克，胡椒、花椒粉各2克。

烹饪与服法　猪骨洗净、砸破剁成节，与洗净的薤白加水炖汤，至骨肉分离时，去骨；加洗净的蒲公英幼苗，煮沸3分钟，加入全部辅料即成。食薤白、蒲公英、肉，饮汤。日服2～3次，直至痊愈。

功效　抗菌消炎、清热解毒。

适用人群　阑尾炎，胃肠炎、腹泻等病人。

百变搭配　鸡内金1个，焙干研末，温汤送服，增效。

薤白黄花骨汤

主料　薤白100克，黄花（金针菜）50克，猪骨500克。

辅料　盐3克，胡椒、花椒粉各2克。

烹饪与服法　将猪骨洗净，砸破剁成节，与洗净的薤白、黄花（鲜品可后下）加水炖汤，至骨肉分离时，去骨，加入辅料调味，空腹热食，吃薤白、黄花、肉，饮汤，日服2次，每日1剂。直至痊愈。

功效 抗菌消炎，清热解毒。

适用人群 阑尾炎、胃肠炎、腹泻等病人。

百变搭配 同食马齿苋、鱼腥草、蒲公英等抗菌消炎野菜菜肴，可增效。配用黄连解毒汤（黄连10克，黄柏、黄芩各7克，栀子14枚），或香连丸温汤送服，其效更佳。

大蒜公英骨汤

主料 紫皮大蒜50克，蒲公英幼苗150克，猪骨500克。

辅料 盐3克，胡椒、花椒粉各2克。

烹饪与服法 紫皮大蒜去皮洗净、蒲公英幼苗择洗干净。猪骨洗净、砸破剁切段后与大蒜炖汤20分钟后，去骨，加蒲公英煮沸3分钟，放入辅料调味。空腹热食，吃大蒜、蒲公英，饮汤，日服2～3次。每日1剂。

功效 抗菌消炎，清热解毒。

适用人群 阑尾炎、胃肠炎患者等。

百变搭配 可同服穿心莲片，每次3～4片，每日服3次。

绿豆芽蒜泥

主料 绿豆芽200克，豆腐干50克，猪瘦肉丝50克，独蒜50克。

辅料 盐3克，特级酱油10克，香油5克，姜末、香葱花各5克，味精2克，湿芡粉10克。

烹饪与服法 绿豆芽择洗干净，在沸水中焯2分钟，捞出沥干；豆腐干切成薄片，在沸水中余1分钟后沥干；猪瘦肉丝与1克盐、3克酱油拌匀码味5分钟后，放入湿芡粉上浆，在沸水中煮3～5分钟至熟透（浮起即熟）；独蒜去皮洗净，捣碎为细泥，与备好的绿豆芽、豆腐干、肉丝拌匀，放入剩余全部辅料即成。细嚼慢咽，空腹或佐餐食用。每日1剂。

功效 清热解毒，抗菌消炎，促进胃肠蠕动、排毒，攻补兼施。

适用人群 阑尾炎、肠炎患者，夏季中暑者。

百变搭配 金针菇100～200克炖骨汤或焯熟凉拌同食，可增效。

茄豆蒜泥

主料 茄子300克，独蒜50克，黄豆50克。

辅料 猪骨500克，盐5克，香葱花5克，姜末5克，味精1克，香油5克。

烹饪与服法 茄子（白色或紫色均可）去蒂和脐，洗净，蒸熟或在后述的骨豆汤中煮熟（翻1～2次，沸汤中煮5分钟），待用；猪骨和黄豆分别洗净，在高压锅中或砂锅中加水适量，炖至骨酥豆软即止；独蒜去皮捣为泥，与茄子、黄豆和辅料拌匀即成。空服或佐餐细嚼慢咽，吃茄子、黄豆、蒜泥等，温汤送下。每日1～2剂。

功效　收敛，解毒，止血，宽肠，润燥，消肿。

适用人群　阑尾炎、胃肠炎。

百变搭配　赤豆、花生可代替黄豆；木耳、香菇等可加入骨汤炖熟食用。

洋葱豆干蒜泥

主料　洋葱200克，豆腐干100克，大蒜20克，生菜50克。

辅料　姜末5克，盐3克，酱油10克，味精1克，芝麻油10克，素油20克。

烹饪与服法　洋葱撕去薄膜，去根蒂，洗净后切成丝，放入烧至七成热的油锅中急炒2分钟后盛于盘中；豆腐干洗净，切成薄片；生菜洗净切段，分别在沸水中焯一下，沥干；大蒜去皮、洗净、捣为泥，与其余辅料拌匀即成。空腹或佐餐细嚼慢咽。每日1剂。

功效　洋葱和大蒜均是抗菌消炎、清热解毒作用较强的蔬菜，豆腐干补充蛋白质和矿物质（如钙），生菜富含维生素、膳食纤维，故对防治阑尾炎、胃肠炎有效。尚有降血糖、血脂、生津止渴之效。

适用人群　阑尾炎、肠炎患者，伴有高脂血症、糖尿病的患者尤为适用。

百变搭配　可同吃嫩玉米等，对阑尾炎伴高血脂、高血压者很相宜。莴笋叶等青菜可代替生菜。

洋葱韭菜蛋皮

主料　洋葱1个（约300克），韭菜50克，鸡蛋1个。

辅料　盐5克，芡粉10克，花生油50克，味精、胡椒粉各1克。

烹饪与服法　洋葱撕去表皮，去蒂、须根，切成丝；韭菜洗净，切碎，放入碗中，打入鸡蛋，加盐2克，芡粉10克，搅拌起泡至均匀，倒入热油锅中煎成两面金黄现绿韭菜的薄皮，用锅铲切块起锅。盛余油将洋葱丝炒至快熟时，放入全部辅料，炒匀后放入韭菜蛋皮，翻炒均匀后盛于盘中即成。空腹细嚼慢咽，或佐餐食用。每日服1～2剂。

功效　抗菌消炎，降糖降脂，行气止痛，益血滋肾。

适用人群　阑尾炎、胃肠炎伴有高血压、高脂血、肾病的患者。

百变搭配　鸭蛋、鹅蛋、鹌鹑、鸽子蛋可代替鸡蛋。

鳝鱼焖藕蒜

主料　鳝鱼500克，两年生鲜藕500克，鲜（骨肉）汤500克，大蒜50克。

辅料　泡姜末50克，泡椒末50克，盐3克，味精2克，胡椒面2克，淀粉适量。

烹饪与服法 鳝鱼去骨和内脏及头，洗净切成寸半小节，与辅料码味半小时后，用淀粉上浆，待用；生藕洗净，横切成圆片，与鲜汤用小火炖熟，加入抖散码味上浆的鳝鱼片，加盖焖变色时，放入去皮、洗净的大蒜，加盖焖5分钟，翻匀即盛于盘中，大蒜摆放四周即成。空腹细嚼慢咽，或佐餐食鳝鱼、藕和大蒜、汤汁下饭。

功效 大蒜抗菌消炎、清热解毒；鳝鱼和藕含黏蛋白，有助于维持人体酸碱平衡。

适用人群 阑尾炎、肠炎患者。

百变搭配 鳅鱼可代替鳝鱼。

海蜇荸荠蒜泥

主料 海蜇皮200克，荸荠150克，独蒜泥50克。

辅料 盐3克，白糖5克，香葱末5克，姜末5克，香油10克。

烹饪与服法 将发涨、洗净的海蜇皮切成丝；荸荠洗净、去皮、切成薄片，分别在沸水中氽一下，沥干后盛于盘中，加入新捣蒜泥拌匀解毒杀菌10分钟后，与其余辅料再拌匀即成。空腹或佐餐细嚼慢咽服食。

功效 清热解毒，消积通便，化痰。

适用人群 阑尾炎、肠炎者，伴有发热口渴、咽干喉痛、消化不良、慢性气管炎、高血压患者。

百变搭配 重症炎性病变可同食马齿苋、刺苋菜、鱼腥草等菜肴。

山楂麦芽蒜汤

主料 山楂20克，麦芽20克，大蒜50克。

辅料 红糖5克，鲜汤500毫升（克）。

烹饪与服法 将山楂、麦芽装入纱布袋中，扎紧袋口，与鲜汤煎沸20分钟后，加入去皮、洗净的大蒜，再沸三至五分钟即可（取出纱布袋可再煎1～2次）。取汁加红糖调味后空腹饮用，分1～2次饮汁、食大蒜。每日1剂。

功效 消食，去积滞，解毒，消炎，降脂。

适用人群 阑尾炎、胃肠炎病人，伴有食欲不振、饮食积滞、吞酸嗳腐、高脂血症的患者。

百变搭配 间隔2～4小时可吃由抗菌消炎、清热解毒的马齿苋、刺苋菜、蒲公英（幼苗）、黄花烹饪而成的菜肴。

绿豆粉蒸薯排

主料 绿豆50克，红薯150克，猪肉排骨150克，现制蒜泥20克。

辅料 五香豆瓣酱10克，盐3克，姜末5克，葱花3克，胡椒粉、味精各1克。

烹饪与服法 红薯（地瓜）洗净、切块；猪肉排骨洗净，剁成节，绿豆淘洗干净、沥干、小火炒香后磨成粗粉；三者共置于大盘中，与剁细的五香豆瓣酱、盐、姜末、胡椒和味精充分拌匀后盛于蒸碗中，盖好后蒸至酥烂（高压锅只需15～20分钟）即取出，去盖，放入蒜泥和葱花，疼痛明显者可撒花椒面5克，空腹或佐餐食用。每日服1～2剂。

功效 清热解毒，抗菌消炎，润肠通便，攻补兼施。

适用人群 慢性阑尾炎、胃肠炎或术后康复期者。

百变搭配 土豆（马铃薯）、山芋（芋儿）、鲜山药等可替换红薯。

山药炖骨汤

主料 鲜山药500克，猪骨500克，大蒜50克。

辅料 盐3克，葱花3克，味精、胡椒粉各1克，花椒粉适量。

烹饪与服法 鲜山药洗净、切成块；猪骨洗净、砸破、剁成小节，加盐和适量清水炖至酥烂（高压锅内只需20分钟）即成。大蒜去皮，洗净，捣为泥，或洗净后加入炖好的沸汤中1～2分钟去辣；放入剩余辅料，搅匀即成。空腹温热食用，吃山药、肉和大蒜；若为蒜泥者，则将山药、肉蘸蒜泥食用，温汤送下。

功效 滋阴健脾，消炎解毒，攻补兼施。

适用人群 阑尾炎、胃肠炎及术后康复期患者。

百变搭配 鲜嫩马齿苋100～200克，用本方沸汤烫后食用，协同抗菌。

洋葱肉丝

主料 洋葱300克，猪瘦肉100克。

辅料 盐3克，湿芡粉20克，素油（花生油）适量。

烹饪与服法 洋葱洗净，撕去薄膜，切成长丝；猪瘦肉洗净，切成长丝，与盐1克拌匀码味2分钟，用湿芡粉上浆，放在烧至七成热的油锅炒至变色（半熟）时，放入洋葱丝炒转，加盐翻匀即成。空腹或佐餐食用，每日吃1～2剂。

功效 抗菌消炎，降脂降压，营养丰富，攻补兼施。

适用人群 阑尾炎、胃肠炎康复期治疗者，伴有高血压、高脂血症患者常食可防病、治病。

百变搭配 间隔2～4小时食用马齿苋或鱼腥草、马兰头、蒲公英等嫩茎叶菜肴，可协同抗菌、消炎、解毒。

南瓜绿豆薤白汤

主料 老南瓜500克，绿豆50克，薤白50克。

辅料 骨头汤500克，葱花3克，盐3克。

烹饪与服法 绿豆用清水发涨后，与去皮、切块的老南瓜加骨头汤用小火煮沸30分钟，加洗净的薤白，再煮沸5分钟，加盐和葱花调味即成。空腹温热食之，每日1～2次。

功效 清热解毒，温中散结，益气化痰。

适用人群 阑尾炎、赤白痢疾、急性肠炎、小儿疳痢者等中、轻症的预防和治疗。

百变搭配 独蒜40克或薤头100克，可代替薤白50克。

薤白米粉饼

主料 薤白100克，米粉100克，蜜糖20克。

辅料 独蒜20克，酱油10克，酵母或糯子粉1克。

烹饪与服法 独蒜去皮，捣泥，与酱油拌匀，供吃饼时蘸用。薤白鲜品洗净，捣泥，与米粉、蜜糖、酵母或糯子粉搅拌和饼，蒸熟。空腹蘸蒜泥（汁）食之，细嚼慢咽，温汤送服。每日1剂。

功效 温中散结，润肠通便，解毒。

适用人群 阑尾炎、胃肠炎、小儿疳痢、赤白痢等患者。

百变搭配 面粉、荞麦面、玉米粉可代替米粉；马齿苋加糖调味，送服，可增效。

菠菜海带蒜泥

主料 菠菜300克，水发海带150克，现制蒜泥100克。

辅料 酱油10克，盐3克，葱花3克，姜末3克，胡椒粉、花椒粉、味精各1克。

烹饪与服法 将菠菜洗净，切成两段；海带发胀后洗净，切成细丝，分别在沸水中焯去涩味，捞出沥干，盛于盘中加蒜泥和全部辅料，拌匀即成。空腹食之。每日1剂。

功效 软坚散结，清热化痰，宽肠通便。

适用人群 阑尾炎、胃肠炎中、轻症的预防和治疗。

百变搭配 间隔2～4小时可食用马齿苋100克，或蒲公英100克鲜嫩茎叶做成的菜肴，协同抗菌、解毒。

藕丝拌蒜泥

主料 两年生甜藕500克，现制蒜泥50克。

辅料 糖或盐各适量。

烹饪与服法 将藕刮洗干净，在沸水中焯一下，杀死寄生虫（卵），切成细丝，与蒜泥拌匀，用糖或盐调味后，随意空腹细嚼慢咽食之。

功效 补虚止泻，抗菌，解毒，消炎。

适用人群 阑尾炎、肠炎轻中度病人的治疗；伴有心烦口渴、呕吐、咳嗽症状者也有一定疗效。

百变搭配 藕蒜取汁调味饮用，取汁后残渣炒熟食之，其效更好。

木耳豆腐蘸蒜泥

主料 水发木耳100克，豆腐300克，小白菜100克，现制蒜泥100克。

辅料 骨头汤800克，酱油20克，葱花5克，味精2克，香油10克，盐3克。

烹饪与服法 水发木耳去蒂、洗净；豆腐切成块，共入骨汤锅内，煮沸5～10分钟后，加盐和洗净的小白菜煮沸3分钟即成。现制蒜泥和酱油等辅料调匀成味汁，盛于小碟中，供蘸木耳、豆腐和小白菜食用，可饮汤，每日2～3次。

功效 抗菌消炎，益气生津，滋阴润肺，降脂减肥。

适用人群 预防阑尾炎、胃肠炎。

百变搭配 银耳可代替木耳，香菇、草菇、白蘑均可与豆腐配用。并有辅助防治癌症之效。生菜、莴笋叶可代替小白菜。

芹菜豆干蒜泥

主料 芹菜200克，豆腐干200克，蒜泥100克。

辅料 盐或糖各适量，香油10克。

烹饪与服法 芹菜洗净，在沸水中氽一下，捞出沥干，切成寸段；豆腐干洗净，在沸水中氽一下，切成薄片，共入盘中，与蒜泥拌匀，加盐或糖调味，淋上香油即成。空腹食之，一日2～3次。

功效 抗菌，消炎，解毒，降压，生津。

适用人群 阑尾炎，胃肠炎中、轻症患者，伴有高血压、高脂血症者尤为适宜。

百变搭配 大蒜取汁饮用，其效亦佳，用温稠粥或米汤送服，可减轻对胃肠黏膜的刺激性。

炖海参蘸蒜泥

主料 海参1个，现制蒜泥50克，莴笋叶100克。

辅料 盐2克，香油10克，鲜汤500克，香葱花3克，酱油10克。

烹饪与服法 将水发海参洗净，与鲜汤炖至酥烂（高压锅内只需20分钟），捞出海参；将洗净、切成寸段的莴笋叶放入汤中煮沸3分钟，加盐即成。另将蒜泥、香葱花、酱油、香油兑成味汁，供海参、莴笋叶蘸汁，空腹食用。每日1～3次，可饮汤，尽可能吃蒜泥。

功效 补元气，滋润肺，祛湿毒，促进胃肠功能恢复正常。

适用人群 轻度、中度阑尾炎、肠炎患者。

百变搭配 间隔2～4小时食用马齿苋、刺苋菜、蒲公英、马兰头及鱼腥草嫩茎叶菜肴，可增强防治阑尾炎等的疗效。

刺苋菜蒜粥

主料 刺苋菜嫩茎叶300克，粳米100克，独蒜50克，火腿丁10克。

辅料 骨头汤1000克，盐2克，虾米5克。

烹饪与服法 将粳米淘洗干净，与火腿丁、骨头汤、虾米共熬成稀粥，加入备好的刺苋菜嫩茎叶、独蒜（去皮），煮沸3～5分钟，加盐调味即成。空腹温热食之，每日1～3次。

功效 抗菌，解毒，消炎，攻补兼施。

适用人群 预防和治疗阑尾炎、胃肠炎等胃肠道感染性疾病患者。

百变搭配 间隔2～4小时后可食用蒲公英、马兰头、鱼腥草等嫩茎叶烹饪而成的菜肴，协同抗炎解毒。

第十四章　胃癌

　　胃癌是我国最常见的高发恶性肿瘤，其发病率和死亡率居恶性肿瘤的前列。在下列情况下发病率较高。

　　① 进食含有较多多环芳烃类致癌物质如腌制食品，或含有较多亚硝胺类化合物的食物；

　　② 恶性贫血或萎缩性胃炎伴有肠上皮化生，胃酸缺乏，胃息肉>2厘米的病人和胃肠吻合术后（残胃）患者；

　　③ 幽门螺杆菌感染者；

　　④ 有家族遗传因素或免疫功能低下者；

　　⑤ 居住在青海、宁波、甘肃、江苏、上海、浙江、福建等部分胃癌高发区居民。

一、临床表现与诊断

　　胃癌多发生于胃窦部、胃小弯侧等部位，近年来贲门部胃癌有增多趋势，尤其是老年人。胃癌多数起病隐匿，早期常无特殊症状，甚至毫无症状或感觉。其主要症状为胃部疼痛、恶心、呕吐、呕血或黑粪、食欲减退、消瘦、乏力等。在贲门和幽门处的肿瘤可出现梗阻的表现；可见上腹压痛、包块等体征；胃癌的症状体征并非胃癌所特有，常与胃炎、胃溃疡、功能性消化不良等慢性胃病相似。早期胃癌分隆起型、平坦（广泛、局限）型、凹陷型。中晚期胃癌分结节蕈伞型、盘状蕈伞型、局限溃疡型、浸润溃疡型、局限浸润型、弥漫浸润型等。按组织结构可分为：①腺癌（乳头状、管状、黏液腺癌）；②未分化癌；③黏液癌；④特殊类型癌（腺鳞癌、鳞状细胞癌）。

　　诊断检查可选用以下方法。

（1）X线双重对比造影　可观察胃的形态及黏膜变化，胃的运动和排空情况等；能确定肿瘤的位置、大小、周围的侵犯程度，对肿瘤性质的分析、估计手术的可能性及预后等均有价值。

（2）CT扫描或核磁共振　对判断胃癌侵犯胃壁并向腔外生长的范围、有无转移均有帮助。

此外，胃肠镜和仿真胃镜、超声内镜（电镜）检查，以及胃液检查、生物学与生化学检查等对胃癌临床诊疗均有一定价值。

二、防治措施

① 积极避免可能的胃癌诱发因素，如不食用含有致癌物质的食品，尽量少吃含有多环芳烃类及亚硝胺类的油炸、烟熏、腌制、盐渍食物，不吃被黄曲霉菌等污染的食品。健康人群坚持每年健康体检1次；对高危人群应定期体检、随访。必要时应定期胃镜检查，力争早发现、早治疗。

② 一旦确诊尽早手术治疗或姑息切除（也应使残瘤组织越少越好），并酌情术后辅助化疗、放疗（伽马刀治疗）、生物治疗、内镜治疗、中医药等对症术后综合、支持治疗，如补充营养，纠正贫血，调整酸碱平衡，预防感染、镇痛、止血以及后述的抗癌食疗等。

三、西药治疗

西药是胃癌化学疗法的主要药物，适用于胃癌患者术前、术中及术后和晚期胃癌或其他原因不能手术者。单一抗胃癌药在临床应用有10多种，联合用药似可提高疗效或延长生存期或生活质量，但无公认的联合化疗方案。

1.单一胃癌用西药

（1）氟尿嘧啶（5-FU）　可抑制胸腺嘧啶核苷酸合成酶，从而抑制脱氧核糖核酸（DNA）的合成。治疗胃癌有效率14%～40%。一般500～750毫克/天，静脉滴注，连用5天后，用250～500毫克，隔日1次静脉滴注，每疗程总剂量15克。同类药物尚有替加氟（FT-207，喃氟啶）、卡莫氟（HCFU，嘧福禄）、氟尿苷（5'-DFUR，氟铁龙）、双呋啶（FD-1）、优氟定（UFT，为替加氟和尿嘧啶的复方口服片）及依诺他滨等。

（2）多柔比星（ADM，阿霉素）　既能周期性非特异性抑制癌细胞，也能抑制G2期细胞，对S期细胞作用最强。一般主张间隔用药：40～50毫克/平方米体表面积，每3周1次；或20～30毫克/平方米体表面积，每周1次，连用2周。

目前认为总剂量<450毫克/平方米体表面积，以免发生心脏毒性。

（3）表柔比星（EPI，表阿霉素）　疗效与ADM相等或略高。50～90毫克/平方米体表面积，静脉滴注，每3周1次。

（4）顺铂（DDP，顺氯氨铂）　为细胞周期性非特异性抗癌药，每次20～30毫克，用生理盐水稀释后静脉注射，每日或隔日1次，5天为1个疗程。

（5）依托泊苷（鬼臼乙叉苷，足叶乙苷，VP-16）　为细胞周期特异性抗癌药，主要作用于细胞S期或G_2期，60～100毫克/天，连续3～5天，每隔3～4周重复1次。

（6）卡莫司汀（卡氮芥，BCNU）　为细胞周期非特异性亚硝脲类抗癌药。2.5毫克/千克或90～125毫克/平方米体表面积，加入250毫升葡萄糖液或生理盐水中静脉滴注，3～5天为1个疗程，隔6周后重复。

（7）洛莫司汀（CCNU，环己亚硝脲）　为细胞周期非特异性亚硝脲类抗癌药。130毫克/平方米体表面积，一次口服，隔6～8周重复给药1次，共3次；或75毫克/平方米体表面积，每3周1次。

（8）司莫司汀（甲环亚硝脲，MeCCNU）　亚硝脲类药物中对胃癌疗效较佳者。200毫克/平方米体表面积，口服，6～8周重复给药1次，共2～3次。

（9）甲氨蝶呤（MTX）　抗代谢药。视病情10～20毫克，静脉注射，每周2次，连续6周为1个疗程。

以上单剂的有效率约15%～30%。应注意其消化道反应与骨髓造血被抑制，一般连续6周为1个疗程，或遵医嘱。

2.联合化疗胃癌用药

为增加抗癌效果而不过多增加药物副作用，尤其在胃癌单一用药疗效不理想时，多采用联合化疗，以下6个方案供参考。

（1）**FAM方案**　丝裂霉素（MMC）10毫克/平方米体表面积，静脉注射，第1天；多柔比星（ADM，阿霉素）20毫克/平方米体表面积，静脉注射，第1天、第8天；氟尿嘧啶（5-FU）300毫克/平方米体表面积，静脉滴注，第2～6天。3周为一个周期，3个周期为1个疗程。

（2）**MAF方案**　氟尿嘧啶（5-FU）500～700毫克及丝裂霉素（MMC）8～10毫克，每周1次；阿霉素（ADM)40～50毫克，第1周、第4周各1次。6～8周为1个疗程。

（3）**EAP方案**　依托泊苷（VP-16）60毫克/平方米体表面积，静脉滴注，第1～4天或第5天；阿霉素（ADM）20毫克/平方米体表面积，静脉注射或静脉滴注，第1天、第8天；顺铂（DDP）30毫克/平方米体表面积，第4～6天。3周为一周期，3周期为1个疗程。

（4）EFP方案　依托泊苷（VP-16）60毫克/平方米体表面积，静脉滴注，第1～4天或第5天；氟尿嘧啶（5-FU）500毫克/平方米体表面积，静脉滴注，第1～4天；顺铂（DDP）30毫克/平方米体表面积，静脉滴注，第5～7天。3周为一个周期，3个周期为1个疗程。

（5）FLP方案　亚叶酸钙（CF）200毫克/平方米体表面积，静脉注射或滴注，第1～5天；氟尿嘧啶（5-FU）300毫克/平方米体表面积，静脉滴注，第1～5天；顺铂（DDP）30毫克/平方米体表面积，静脉滴注，第3～5天。3周为一个周期，3个周期为1个疗程。

此外，尚有氟尿嘧啶（5-FU）、表阿霉素（ADR）、顺铂或卡铂的联合化疗方案；氟尿嘧啶和顺铂等的联合化疗方案等，其剂量和疗程均须根据病情酌情加减。

四、中医药治疗

除可选用后述的食疗和药膳辅助防治胃癌外，以下方剂和中成药在配合胃癌手术、放化疗时也有一定效果。

1.胃癌方剂

（1）三茄饮　由茄叶10克，茄根10克，茄茎10克组成。将3味药入锅内加水煎沸30分钟，分3次服。有散血止痛、消肿功效。适用于胃癌症见"肠风下血"，表现为大便出血、腹痛、里急后重、次数增多等。患者常食茄子亦可缓解病情。

（2）复方莱菔子饮1号　由炒莱菔子、香附、槟榔各15克，陈皮、半夏、三棱、莪术、桃仁、红花、木香、高良姜、佛手、木鳖子各9克，枳壳、乌药各6克，乌贼骨30克组成。煎服，可分2～3次饭前后1～2小时服，每2日1剂。适用于需消食除胀，降气化痰者；症见脘腹胀痛、大便秘结、积滞泻痢、痰壅咳嗽等症的胃癌及其他消化道肿瘤病人。可与后述的复方乌贼骨散联用。

（3）复方莱菔子饮2号　由莱菔子9克，姜半夏、陈皮、郁金、柴胡各12克，茯苓、全瓜蒌、延胡索、土炒白术、川朴各15克，广木香6克，姜竹菇30克组成。煎服，可分2～3次饭前后1～2小时服，每日1剂。适用于胃癌疼痛、脘腹胀满等症的病人。

（4）复方乌贼骨散　由乌贼骨300克，白矾（枯矾）240克，桑白皮180克，苏打150克，粉甘草、瓦楞子各9克，陈皮、香附各30克，蛤壳粉60克组成。各药共研为末，制成内服散剂。可与前述复方莱菔子饮1号或2号联用。每次服3克，每日1～2次，饭前半小时用温开水送服。适用于胃癌及重症溃疡病胃黏膜炎症、糜烂显著，腹胀腹痛，反流性食管炎及便溏等症；但有便秘者慎用或忌服。

（5）**复方菟丝子汤**　由菟丝子、补骨脂、白术各9克，党参、枸杞子、女贞子各15克组成。水煎服，每日1剂，可分2～3次于餐前半小时服用。有补肝肾、益精髓、明目、抗癌的功能。适用于胃癌等伴有肾虚所致的腰痛、消渴、目眩、小便频数、淋沥不止的患者。

（6）**复方扁豆汤**　由扁豆、茯苓各6克，熟地黄9～15克，炮干姜、丁香、陈皮各3克，藿香4.5克，炙甘草2.4克组成。用水600毫升，煎2～3次，合并滤取煎液约200～300毫升，饭前半小时（空腹）饮100毫升，每日1剂。适用于胃癌伴有暑湿吐泻、脾虚呕吐、食少久泻、赤白带下等症。

（7）**复方白扁豆饮**　由白扁豆、黄芪、薏苡仁、党参、仙鹤草各30克，半夏、橘叶、白术各15克组成。白扁豆和薏苡仁、党参可另装入纱布袋内扎紧袋口，再与各味中药一起水煎至白扁豆熟，药汁约200毫升，趁热时食白扁豆、薏苡仁和党参，饮汁，餐前半小时或空腹食用，可日分2次服，每日1剂。有健脾和中，升胃，化湿，消暑的功能。适用于胃癌脾虚呕吐、食少久泻、暑热呕吐或恶心的病人。

（8）**菱角饮**　由大带壳菱角5～10个或野生小菱角10～15个组成。洗净后切碎入砂锅（瓦罐）内。加水大火煮沸，去浮沫后，改小火久煎藕粉成糊状，频频饮服，每日1剂，亦酌加少许白糖调味温饮。适用于胃癌、子宫颈癌患者的康复膳食。

（9）**复方海藻汤**　由海带、海藻、桃仁各12克，焦山楂、焦麦芽、川楝子、陈皮、广木香、生枳壳各9克，煅瓦楞子、生牡蛎各30克，延胡索、丹参、夏枯草各15克，制内金6克。水煎分2次服，每日1剂。由于本方偏碱性的抗癌活性成分和硒含量均较高。适合于胃癌患者服用。

（10）**昆陈藻六味汤**　由昆布、陈皮、海藻、枳壳各15克，乌骨藤60克，虎杖45克组成。水煎分2次服，每日1剂。适用于胃癌患者，症见体虚、免疫力低下者。

（11）**牡昆紫六味汤**　由牡蛎、昆布、紫菜、石决明、海蒿子、蛤粉各15克组成。水煎分2次服，每日1剂。适用于胃癌患者，症见惊悸失眠、眩晕耳鸣、瘰疬痰咳、自汗盗汗、遗精崩带、胃痛泛酸者。

（12）**复方丹参胃癌汤**　由丹参、瓜蒌各25克，茯苓、麦冬各20克，砂仁、生水蛭、荷叶各15克，半枝莲50克组成。先用清水浸泡发涨约半小时，然后水煎2次，每次煎沸半小时，共滤取得药汁约100毫升；每日1剂，分2次服，每次服50毫升，可用牛奶冲服，或适当加糖调味后服用。适用于胃癌需祛瘀止痛、活血通经（络）、清心除烦的病人。

（13）**复方白术胃癌散**　由白术、半夏、瓦楞子各30克，木香、血竭各9克，雄黄6克组成。烘干，共研成细末，分成30份，每次1份，开水冲服，每日3次。适用于胃癌患者，症见脾虚食少，腹胀泄泻，痰饮眩悸，水肿者。

（14）**高良姜槟榔散**　由高良姜、槟榔各等份，炒或烘干后制成细末，按每6克分包。每日按2～3次服用，每次服1包（6克），用米汤或稀粥、牛奶送服。适用于胃癌腹痛的病人，症见胃寒胃痛，食欲不振者。

（15）**复方党参胃癌汤**　由党参、茯苓、熟地黄、天冬各15克，白术、赭石、生半夏各9克，甘草、吴茱萸各3克，鸡内金、羊肚枣、砂仁各6克，麦芽、谷芽各30克，白花蛇舌草15克，大枣5个，田七粉1.5～2克组成。水煎服，每日1剂，分2～3次于饭后2～3小时或饭前1小时空腹饮用，田七粉冲服。适用于胃癌病人气血虚弱，虚实相兼之症，免疫功能低下者。

（16）**复方北沙参胃癌汤**　由北沙参20克，川贝、象贝各5克，沉香粉10克，焙坎炁1条，生甘草10克，云南白药5克组成，烘干制成细末，分4次服，每日1剂，每次用温开水送服。适用于胃癌病人抗癌、缓解症状。

（17）**复方白花蛇舌草胃癌汤**　由炒山楂、神曲各18克，白花蛇舌草30克，炒麦芽、谷芽各18克，生鸡内金、山豆根各9克，青皮、陈皮、旋覆花、姜半夏、姜竹茹、公丁香、降香各12克，煅牡蛎、铁树叶、代赭石各30克，夏枯草、海藻、海带各15克组成。水煎3次，每次煎沸20分钟，合并煎液，于餐前分3次温服，每日1剂。适用于胃癌、贲门癌保守治疗。

（18）**复方夏枯草牡蛎丹参汤**　由夏枯草15克，生牡蛎30克，丹参15克，海藻、昆布各12克，桃仁12克，焦山楂、焦麦芽、川楝子、陈皮、广木香、枳实、白芍各9克，煅瓦楞30克组成。水煎3次，每次煎沸20分钟，合并煎液，于餐前分3次温服。每日1剂。适用于胃癌患者保守治疗。

（19）**仙鹤草大枣汤**　由仙鹤草40克，大枣30克组成。水煎3次，每次煎20分钟，合并煎液，分6次温服，应食枣肉，饮汤。每日1剂，30天为1个疗程。适用于胃癌保守治疗。

2.胃癌用中成药

（1）**抗癌平丸**　由半枝莲、珍珠菜、香茶菜、藤梨根、肿节风、蛇莓、白花蛇舌草、石上柏、兰香草、蟾酥组成。清热解毒，散瘀止痛。用于热毒血壅所致的胃癌、食管癌、贲门癌、直肠癌等消化道肿瘤。口服，一次0.5～1克，一日3次；饭后半小时服，或遵医嘱。

注：本品药性苦寒，脾胃虚寒者慎用；方中有蟾蜍，孕妇忌用；服用本品期间宜选清淡易消化之品，忌食辛辣、油腻、生冷之品；因蛇莓、蟾蜍等有小毒，应在医师指导下使用，不可过量、久服。

（2）**平消胶囊（片）**　由郁金、五灵脂、干漆（制）、枳壳（麸炒）、白矾、硝石、马钱子粉、仙鹤草组成。活血化瘀，止痛散结，清热解毒。对热毒瘀结所致的食管癌、胃肠道肿瘤、肝癌、乳腺癌及乳腺增生等，症见胸腹疼痛、痛有定处，或有肿块，面色晦暗，舌质紫暗，或有瘀斑、瘀点，脉沉细。口服胶囊剂：一次4～8粒，一日3次；或片剂：一次4～8片，一日3次。

注：与抗癌平丸相同。

（3）鸦胆子油乳注射液 由精制鸦胆子油、精制豆磷脂、甘油组成。清热解毒，消癥散结。适用于热毒瘀阻所致的消化道肿瘤、肺癌、脑转移癌。症见脘腹胀痛，肿块拒按，口苦口干，黑便或便鲜血，小便黄赤，舌红苔黄或黄腻，脉弦数或滑数。静脉滴注，一次10～30毫升，一日1次（加于灭菌生理盐水250毫升稀释后立即使用）。

注：本品有毒，易损害肝肾功能，不可过量；孕妇忌用；过敏体质者慎用（如用药后出现过敏者，应及时停药，对症处理）；用药过程中少数患者有油腻感、恶心、厌食等反应，脾胃虚寒者慎用；单独缓慢滴注，不可与其他药物混合给药。

（4）香菇多糖注射液 每2毫升含香菇多糖4毫克。益气健脾，补虚扶正。适用于慢性乙型迁延性肝炎及消化道肿瘤的放疗、化疗辅助用药。症见因放疗、化疗后气血亏虚所致，如倦怠乏力，食欲不振，头晕气短，面色萎黄少华，舌淡苔白，脉细弱无力。肌内注射一次2毫升，一日1次，8周为一个疗程，或遵医嘱。

五、食疗药膳方

积极避免可能的胃癌诱发因素，如少食或不食用含有致癌物质的食品（腌菜、腌肉、熏肉、油炸尤其是反复用的陈油油炸食品、盐渍食物，真菌、细菌污染的食品多含有亚硝胺类或黄曲霉毒素等致癌物质）；尽量避免接触、吸入或误食多环芳烃类化学物质（药品）；可多进食一些富多种维生素的蔬菜、瓜果，尤其是富含β-胡萝卜素、维生素C和膳食纤维素的菜肴，如胡萝卜、番茄、茄子、芦笋、马齿苋、嫩苜蓿苗、多花菜豆、豇豆、嫩豌豆尖、冬寒菜、菠菜、嫩甘薯尖（苗）、苦苦菜、莴笋（莴苣）或生菜、韭菜、甘蓝菜（莲花白、圆白菜）、花菜、白菜、油菜、蕹菜（藤藤菜）、萝卜、苦瓜、南瓜等；苹果、佛朗果（鸡血李）、梨、桃、西瓜等也可适量常食。尚可选用一些含硒丰富的食物，如紫皮大蒜（在凉拌菜肴时当佐料，用量宜多一些）、海参、蛤蜊、生蚝蚶、虾、鲐鱼、带鱼、黄鱼、黄鳝、泥鳅、蛋类、菜薹、海带、黑芝麻、芡实等，交替食用，有可能减少胃癌的发生。

花椒橘皮肉汤

主料 鲜花椒30克，鲜橘皮1个（或干陈皮10克），生姜6克，瘦猪肉400克。

辅料 食盐、红皮葱花适量。

烹饪与服法 将主料用清水洗净，放锅内加水煮炖，大火烧沸后改为小火炖，加盖炖至酥熟；趁热分次服食，食时可加盐和葱花调味，常服。

注：花椒在小火加盖炖时加入，可保留更多有效成分。

功效 温中止痛，杀虫止痒，消食补虚，开胃健脾。

适用人群 胃癌伴有腹痛、呕吐、风湿或关节炎等症的患者。由于花椒对炭疽杆菌、白喉杆菌、枯草杆菌、铜绿假单胞杆菌（绿脓杆菌）、大肠杆菌及肺炎球菌等均有显著的抑制功效，故可适用于癌症伴有上述敏感菌感染的轻症患者。

百变搭配 瘦猪肉可与带骨猪肉、禽肉互换。

苦瓜炒肉丝

主料 苦瓜300克，瘦猪肉丝50克。

辅料 花生油、湿芡粉、盐、味精均适量。

烹饪与服法 将苦瓜去柄及瓜瓤，斜切成薄片；瘦猪肉丝加盐小许，勾上湿芡粉码味几分钟。炒锅烧热后，加油烧至七成热时，下肉丝煸炒几下，拨放锅内一边；再放入苦瓜片和少量盐炒几下，然后和肉丝一起煸炒片刻，加水少许焖几分钟至熟，起锅前加味精炒匀，装盘。佐餐食用，可常食。

功效 健胃清热，补虚抗胃癌。

适用人群 胃癌伴有胃热，缺少维生素C、消化不良、体虚等患者。

百变搭配 牛肉健胃强于猪肉，可互换。

甜瓜炒肉片

主料 甜瓜400克，瘦猪肉片100克。

辅料 花生油、盐、味精、湿芡粉适量。

烹饪与服法 将甜瓜去柄及瓜瓤，洗净后先切成条，再切成薄片；瘦猪肉片加盐少许，淋上湿芡粉后码味几分钟。炒锅烧热后加花生油烧至七成热时，加肉片炒几下，拨放在锅内一边；再放入甜瓜片炒几下，加盐调味炒匀；然后和肉片煸炒片刻，加水少许焖几分钟至熟，起锅前加味精调味炒匀，装盘，佐餐常食。

功效 解烦渴，利小便，抗胃癌。

适用人群 伴有暑热烦渴的胃癌、皮肤癌、膀胱癌、子宫癌的病人。

百变搭配 可用干燥甜瓜果皮150克，研成细末，每次调服9～18克，每日3次，抗胃癌。

大豆排骨汤

主料 大豆500克，猪排骨500克。

辅料　生姜50克，食盐、味精各适量，鲜花椒10克。

　　烹饪与服法　将大豆洗净；排骨洗净后，切成约5厘米长方块；生姜洗净拍碎，然后和大豆、排骨块一起放在砂锅内，加水适量，烧沸后改小火，加锅盖衡沸50分钟，放入洗净的鲜花椒，并加锅盖再小火炖10分钟。起锅前加盐、味精调味，趁热佐餐服食，常服。

　　功效　补虚益损，辅助抗胃癌、白血病、结肠癌、肺癌。

　　适用人群　体质虚弱、免疫力低下及上述癌症伴有恶心、呕吐的病人；需辅助抗癌者。

　　百变搭配　大黑豆、雪豆、芸豆可替换大豆；猪排骨和牛排骨可互换。

刀豆生姜汤

　　主料　老刀豆50克，生姜5克。

　　辅料　红糖适量。

　　烹饪与服法　将老刀豆淘洗干净；生姜洗净后拍破，横切成薄片；然后将二者加入锅内，注入适量清水，大火烧沸后改小火将刀豆炖熟，最后加红糖调味。趁热食豆饮汤。

　　功效　温中下气、利胃肠、止呕逆、益肾补元；辅助抗癌。

　　适用人群　消化道肿瘤，如胃癌等患者出现胃中虚寒或肾不纳气所致的虚寒呕吐、呃逆等症有较好疗效。

扁豆肉片

　　主料　嫩扁豆夹400克，瘦猪肉片100克。

　　辅料　味精2克，花生油25克，精盐、姜末和湿芡粉各适量。

　　烹饪与服法　将嫩扁豆夹撕去筋，洗净；瘦猪肉片加盐和姜末，与湿芡粉拌匀后码味几分钟。炒锅烧热后，加油烧至七成热时，下肉片炒几下，拨放锅内一边；再放入嫩扁豆夹和盐炒几下，然后和肉片一起煸炒片刻，加水少许焖几分钟至熟，起锅前加少许味精炒匀，装盘，趁热佐餐常食。

　　功效　健胃和中，消暑化湿，辅助抗癌。

　　适用人群　胃癌等消化道肿瘤患者伴有暑湿吐泻、脾虚呕吐、食少久痢等症。

　　百变搭配　紫扁豆和白扁豆嫩豆夹可互换；瘦猪肉和兔肉、牛瘦肉、禽肉可互换。

扁豆羊肚汤

　　主料　白扁豆200克，鲜羊肚500克。

　　辅料　生姜50克，鲜橘片2个（或干橘皮20克），清油、醋、盐、味精、红皮葱花各适量。

烹饪与服法　将鲜羊肚用清水刮洗干净后，用适量醋和清油将羊肚再抹匀并放置10分钟（去膻气味），再用温热水充分搓洗干净，切成寸半宽、两寸长的长方块；橘皮清水洗净；白扁豆用清水淘洗干净；生姜洗净，拍破并横切成薄片后；共入锅内，大火烧沸后除去沸沫，加锅盖改为小火炖至羊肚块熟，分4次佐餐用。每餐前取1/4煮沸的白扁豆羊肚汤，于食前加适量盐、味精和红皮葱花调味，趁热吃白扁豆、羊肚，饮汤。以寒冷地区和冬季服食效果较好。

功效　健脾温中，开胃化食，除湿止痛，辅助抗胃癌。

适用人群　脾虚呕吐，体虚少食，腹冷胃痛，胃癌伴有上述症状者。

百变搭配　牛肚、猪肚可代替羊肚。

菱烧豆腐蘑菇

主料　鲜菱肉200克，鲜蘑菇200克，豆腐400克。

辅料　花生油、味精、姜末、葱花和芝麻油各适量，精盐适量。

烹饪与服法　鲜菱肉去薄衣，洗净切成4块；鲜蘑菇去根蒂，洗净后一切为4块；豆腐切成约1寸的方块。炒锅烧热加油，烧至七成热时下菱肉、姜末拌炒几下，捞出备用；同样将油热至约七成时，下蘑菇和姜末拌炒几下，捞出备用；在炒锅炼油至七成热时，下姜末煸出香气后下豆腐稍炸一下，再下菱肉、蘑菇、精盐，烧10分钟，再放味精翻匀后出锅，盛入大盘内，撒上葱花，淋上芝麻油，佐餐常食。

功效　健脾益胃，辅助抗癌。

适用人群　胃癌、前列腺癌、膀胱癌、乳腺癌病人。

百变搭配　南、北豆腐可互换；口蘑、平菇、香菇、松茸等食用鲜蘑菇均可互换。

豆腐蕈肉火锅

主料　豆腐500克，鲜蘑菇200克，白菜200克，黑木耳50克，猪肉100克。

辅料　虾仁50克，粉丝50克，精盐、葱花、姜末、黄酒、芝麻油各适量，清油100克，骨肉汤适量。

烹饪与服法　将白菜洗净，切成寸半见方小块；猪肉洗净，切成薄片；鲜蘑菇洗净（去根蒂）；黑木耳用水发涨后漂洗干净；备用。待炒锅烧热后，加清油烧至七成热，下姜末、葱花煸出香气，加入骨肉汤、盐、黄酒、白菜、虾仁，烧沸，倒入火锅。然后在火锅加高汤（骨肉汤）煮沸后，即可随意下白菜、肉片、豆腐、蘑菇、黑木耳、粉丝等煮熟，及时在另外备好的葱花（可加蒜泥或煸香的姜末）芝麻油碟（小碗）拌匀、降温食用，亦可佐餐常食。

功效 主辅料随意性强，可满足不同地域人群口味需要；营养丰富，健体强身，辅助防癌抗癌。

适用人群 胃癌、前列腺癌、大肠癌、乳腺癌病人。

百变搭配 豆腐可用发涨洗净的千张、百叶、腐竹（豆筋）替换；猪肉可用牛肉、羊肉替换；各种食用蘑菇可互换，各种青菜、白菜或甘蓝（莲花白）、菜花可互换。辅料因人而异，可在油碟中加入和调配适合自己口味的佐料。各类癌症病人可加入或搭配含硒量高，含β-胡萝卜素、维生素C和膳食纤维丰富的食物在火锅中煮熟食用。

笋菇焖肉豆腐

主料 鲜竹笋200克，鲜蘑菇200克，豆腐200克，五花猪肉100克，干虾米10克。

辅料 姜末20克，葱段20克，清油、味精、酱油、盐适量，高汤约300毫升。

烹饪与服法 将鲜竹笋洗净后切成大薄片；鲜蘑菇除去根蒂、洗净后切成4瓣（块）；豆腐切成块；干虾米用温水泡发，洗净备用。炒锅加清油烧至七成热时，放入姜末、葱段煸香后加入豆腐块炒几下，再放入竹笋、蘑菇、虾米和切成小丁的五花猪肉，加入高汤、酱油，焖至熟透，最后加味精和食盐调味，盛入大盘中，趁热佐餐，可常服食。

功效 营养保健，防癌抗癌。

适用人群 胃癌、大肠癌、膀胱癌、前列腺癌病人随意佐餐常食。

百变搭配 南、北豆腐与温水泡发洗净的腐竹、千张可互换；白蘑（口蘑）、平菇、金针菇、香菇可互换；血脂高的病人可用瘦肉或兔肉替换五花猪肉。

烧虎皮豆腐

主料 嫩豆腐500克，黑木耳10克，青菜50克，黄花菜10克。

辅料 葱花、生姜丝、芝麻油、精盐、湿芡粉、鸡精、骨肉汤、清油适量。

烹饪与服法 将嫩豆腐洗净，切成长方形厚片，下热油锅煎成两面黄；青菜洗净，切成小段；黄花菜和黑木耳分别用温水泡发后，摘洗净，备用。炒锅烧热后，加入清油并烧至七成热，下葱花、生姜丝炒香，加入骨肉汤，再将黄花菜、黑木耳、青菜一起入锅内，加豆腐煮熟；用盐和鸡精调味，再用湿芡粉勾芡，盛入大碗，淋上芝麻油，趁热佐餐，可常食。

功效 营养丰富，辅助防癌，抗癌。

适用人群 胃癌、前列腺癌、大肠癌等病人。

百变搭配 多种绿色蔬菜，如甘蓝菜（莲花白）、椰菜（白花菜、蓝花菜）、白菜可互换。

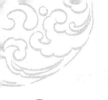
鸡片猴头

主料 猴头菇200克，鸡肉100克，黄瓜100克。

辅料 清油、精盐、味精、葱段、生姜片各适量，湿芡粉适量。

烹饪与服法 取猴头菇洗净后浸发，去根蒂，放沸水中焯一下，切片；鸡肉洗净后，切片，湿芡粉上浆后备用；黄瓜洗净后切片。将炒锅烧热，加清油烧至七成热时，加入葱段、生姜片煸香，再加入猴头菇片、鸡肉片、黄瓜片，放入味精和盐，炒熟入味，盛入盘中，趁热佐餐，可常服食。

功效 健脾益胃，辅助防癌，抗癌。

适用人群 胃肠功能低下及胃癌、膀胱癌等患者。

百变搭配 香菇可替换猴头菇。瘦猪肉片可替换鸡肉。

猴菇四鲜

主料 水发猴头菇100克，水发鱿鱼50克，海参50克，虾仁50克，鲜贝50克。

辅料 精盐、熟猪油、鸡汤、葱、生姜、味精适量。

烹饪与服法 将猴头菇用清水洗净，去根蒂，入沸水中焯一下，切片；鱿鱼、海参洗净后亦在沸水中焯一下，切片或花刀；洗净的葱切段、生姜切片，备用。热烧（炒）锅内放入猪油在烧至五成热时，放入葱、姜炒香后，加入鸡汤、猴头菇、鱿鱼、海参、虾仁、鲜贝，大火烧沸后撇去浮沫，加盖小火烧熟，加入盐、味精和葱花调好味，盛入大碗中，趁热佐餐。有条件可常食。

功效 营养丰富，常食可提高机体免疫力，辅助防癌，抗癌。

适用人群 胃癌、膀胱癌等病人。

百变搭配 香菇、牛肝蕈、鸡枞蕈可替换猴头菇。墨鱼可替换鱿鱼。

水锅七丁豆腐

主料 豆腐500克，火腿肉100克，虾仁50克，鸡肉100克，冬笋100克，鸡蛋1个，青豆50克，番茄1个。

辅料 鸡汤或骨肉汤、湿淀粉、清油、精盐、姜末、葱花和黄酒各适量。

烹饪与服法 将豆腐切成1厘米见方小块；火腿肉、鸡肉、冬笋洗净后切成0.5厘米见方小丁；鸡蛋在油锅内煎成蛋皮后亦切成0.5厘米见方小丁；番茄用水洗净后在沸水中烫一下，去皮，然后切成1厘米见方小丁；将豆腐块放入沸水中焯一下，用漏勺捞起，放清水中备用；虾仁用清水洗净，加黄酒、湿淀粉各少许，拌匀上浆；青豆放沸水中氽一下，捞出备用；虾仁放入热油锅内清炒一下，用漏勺捞起备用。然后在炒锅内放入鸡汤，加入鸡丁、笋丁、豆腐块，用旺火烧沸后，撇去浮沫，烹入黄酒，加盐、火腿丁、番茄丁、鸡蛋丁、虾仁、青豆和少许姜末等烧沸至熟，盛入大碗内，撒上葱花，趁热佐餐，和家人一起分食。

功效　营养丰富，味道鲜美，健体强身，有助抗癌，包括胃癌、食管癌、大肠癌、前列腺癌等。

适用人群　胃癌等患者防癌、抗癌。

百变搭配　虾仁和海参可互换，各种禽肉可互换；尚可加入适量胡萝卜丁等增加配色和维生素A、维生素C及膳食纤维、胡萝卜素等，使营养成分丰富而均衡，更有助于防癌、抗癌。

土豆烧牛肉

主料　马铃薯（土豆）400克，牛肉250克。

辅料　精盐、姜片、葱段、桂皮适量。

烹饪与服法　马铃薯（土豆）洗净，放入沸水中汆一下，去皮切块，备用；牛肉洗净后切块。在锅内放入马铃薯块、牛肉块，加水煮至肉熟时，再放入葱段、姜片、精盐、桂皮，炖至肉烂，趁热佐餐，可常食。

功效　和中健脾，养胃强身。

适用人群　胃癌等患者辅助防癌、抗癌。

百变搭配　山芋可替换土豆，羊肉可代替牛肉。

煮马铃薯

主料　马铃薯（土豆）500克。

辅料　盐或糖适量。

烹饪与服法　将马铃薯（土豆）刮皮后洗净，切块后放入锅内，加盐或食糖适量，煮熟后食用。

功效　宽肠通便，健脾开胃。

适用人群　胃癌患者辅助抗癌。

百变搭配　红薯（甘薯）可替换马铃薯。

莴苣猪皮烧豆腐

主料　莴苣嫩茎块300克，豆腐300克，猪皮200克，木耳（鲜）50克。

辅料　生姜片20克，葱段20克，花椒5克，精盐、味精、骨肉汤各适量，花生油50毫升。

烹饪与服法　将莴苣嫩茎块去皮、洗净，滚刀切斜块；猪皮刮洗干净，切成寸方菱形块，豆腐切成八分见方小块，在沸水中焯一下，沥干，备用。将炒锅预热，加入花生油烧至七成热时，下生姜片、葱段、花椒炒香，放入猪皮炒成灯盏窝时，放入豆腐、莴苣嫩茎块和洗净的鲜木耳，注入高汤（骨肉汤）适量，烧焖至熟，加盐和味精调味，佐餐热食。可常服。

功效 辅助抗癌，防癌。

适用人群 胃癌、肝癌患者等。

百变搭配 莴苣叶所含营养成分和抗癌活性物质比嫩茎高或相当，应同时食用或另烹饪成凉拌菜，可任选鹅血、猪血、山药、胡萝卜、竹笋、绿豆芽等之中2～3种烹饪成菜肴，常年食用，有辅助防癌的效应。

凉拌莴笋

主料 莴笋嫩茎或叶500克。

辅料 精盐、姜末、葱花、花椒粉、胡椒粉、味精、生抽、芝麻油各适量。

烹饪与服法 将嫩莴笋（莴苣）茎去皮、洗净，切成薄片或细长丝；或将莴笋叶洗净，切成寸段，在沸水中余一下，捞出沥干；用精盐腌渍约10分钟后，沥去水，放入姜末、葱花、花椒粉、胡椒粉、味精、生抽、芝麻油拌匀，佐餐，可常食。

功效 辅助抗癌。

适用人群 胃癌、肝癌等消化系统肿瘤病人。

百变搭配 其他绿色蔬菜、胡萝卜和各种萝卜均可凉拌佐餐。但因莴苣苦寒，凡脾虚者，不宜多食。

山楂三七粥

主料 山楂（连核）10克，三七2克，粳米50克。

辅料 蜂蜜适量。

烹饪与服法 将山楂、三七用清水洗去浮尘；并用纱布包好；粳米淘洗干净，共入砂锅，加水适量，熬成稠粥，弃纱布药包，加蜂蜜调味，食热粥。每日1次。可常服。

适用人群 适用于胃癌、大肠癌患者。

百变搭配 可配山药20～50克，薏苡仁10克熬粥；同食蔬菜制成的菜肴。

山楂氽鲜贝

主料 鲜贝150克，鲜山楂150克，香菇30克。

辅料 精盐、味精、黄酒、芝麻油、葱节、姜末、香菜各适量，花生油50毫升，高汤150毫升。

烹饪与服法 将鲜山楂洗净，去核，切成丁；鲜贝用沸水煮几分钟，捞出沥干；香菇用水烫发，洗净，切成丁；葱洗净切成小段和葱花；香菜洗净，切成短节。将炒锅预热，加油烧至七成热，下姜末、葱节炒香，注入高汤，加入山楂丁、香菇丁，放精盐、味精、黄酒烧沸，撇去浮沫，倒入盛有鲜贝的碗中，淋上芝麻油，撒上葱花、香菜节，热食。

功效　活血散瘀，健身抗癌。

适用人群　胃癌、大肠癌等消化道肿瘤患者及心血管疾病患者免疫力低下者。

百变搭配　螺蛳肉、海蜇皮等可替代鲜贝，其他食用鲜蘑菇可替代香菇。

砂仁蒸鱼

主料　草鱼500克，砂仁3克，山药15克，党参10克，陈皮10克。

辅料　荷叶、黄酒适量，精盐、味精、生姜片、葱段适量。

烹饪与服法　将党参、山药、陈皮、砂仁研为细粉，备用；草鱼去鳞、鳃、内脏后洗净，用刀在鱼两边斜切几道花纹，将黄酒、精盐、味精、中药粉抹在鱼腹、花纹和全身内外，放盘中码味片刻，上浆，放入姜片、葱段，用荷叶包好上笼蒸熟（上汽后约15分钟）。趁热佐餐，可常食。

功效　补气温中，健脾开胃，止痛，止泻，辅助防癌，抗癌。

适用人群　胃癌、食管癌、大肠癌病人。体虚者亦相宜。

百变搭配　用鲫鱼替换草鱼，效更好。

白茄蒸蜂蜜

主料　白茄子1个（约150克），蜂蜜30克。

辅料　味精、姜末少许。

烹饪与服法　将白茄去蒂、脐，洗净剖为四块，盛入碗中，加味精、姜末和蜂蜜拌匀，入笼或蒸锅内蒸熟后食用，每日1剂。

功效　辅助防治肝癌、肺癌、胃癌。

适用人群　肝癌、肺癌、胃癌病人均可食用。

百变搭配　市售各种鲜嫩茄子均可烹饪成菜肴，可常食。

牛奶蜜姜汁

主料　牛奶250毫升，蜂蜜30克，鲜生姜500克。

辅料　清水适量。

烹饪与服法　将鲜生姜洗净，连皮拍碎后入锅，加水适量大火烧沸，小火煎取浓汁约100毫升；加入牛奶并小火煮沸，停火时立即加入蜂蜜搅匀。微温分早、晚2次服。

功效　温中止呕，益脾抗癌，健胃。

适用人群　胃癌病人腹冷胃痛、恶心、呕吐。

百变搭配　将洗净的生姜直接用榨汁机榨取汁与鲜生姜渣煎取浓汁约50毫

升混合，然后再与牛奶小火煮沸，加蜜服用，效果更好。

山药蒸野鸭

主料　野鸭1只，怀山药25克，党参25克，鸡内金15克，炙甘草6克，黄酒50～100毫升。

辅料　葱段、生姜片、精盐、胡椒粉、味精等均适量。

烹饪与服法　先将野鸭宰杀后去毛，内脏（内脏食物、粪便等污秽经处理掉后）清洗干净后，共入沸水中汆一下，备用；党参等4味中药用清水清洗一下，烘干，加工成粉末，备用；中药粉末加黄酒、盐、胡椒粉、味精调和成糊状，将其1/4与处理干净的鸭内脏码拌均匀，其余3/4抹在鸭身内外，并把处理好的鸭内脏塞入鸭腹内，然后再加生姜片（或末）、葱段（或末）等拌匀，腌渍15分钟，放入加盖的蒸钵内，在蒸笼或蒸锅蒸2小时（高压锅内只需半小时）至熟。趁热佐餐，可常服。

功效　补脾开胃，化食强身，防癌，抗癌。

适用人群　胃癌等体虚病人。

百变搭配　家鸭（以麻鸭为佳）可替换野鸭。

萝卜山药鸡肫汤

主料　萝卜200克，鲜山药100克，鸡肫带鸡内金1个，鸡汤500毫升。

辅料　精盐、姜末、葱花、味精各适量。

烹饪与服法　将萝卜洗净后切成小块；鲜山药刮洗干净后切成小块；鸡肫刮洗干净后切成小块，备用。将鸡肫放入砂锅内加鸡汤小火炖40分钟，再加入萝卜块、山药块和葱花、姜末小火炖熟，放入精盐、味精后即可食用。

功效　益气醒脾，开胃消食，抗癌，防癌。

适用人群　胃癌等体虚者。

百变搭配　紫皮萝卜、青皮萝卜和红心萝卜较好，白皮等其他萝卜亦可替代；鸡肫、鸭肫亦可互换。

肉片烩山药

主料　山药200克，瘦猪肉片100克。

辅料　生姜末、葱花、清油、味精、盐、湿淀粉、高汤各适量。

烹饪与服法　瘦猪肉片用盐少许和湿淀粉适量拌匀，码味几分钟；山药刮洗净后切成薄片；码好味的瘦猪肉片在烧至七成热的油锅内，炒成色变白时出锅备用；然后在烧热的油锅内下姜末和山药片，炒2分钟后加高汤，烧5分钟后加入肉片，放盐煮熟，加味精，勾芡盛入碗中，撒上葱花，趁热食用。

功效 补脾养胃，生津益肺，补肾涩精。

适用人群 胃癌体虚者。

百变搭配 薯芋（脚板苕）可代替山药；其他禽、畜瘦肉亦可代替瘦猪肉。

鸡肉山药羹

主料 鸡肉100克，山药200克。

辅料 黄酒、精盐、味精、湿芡粉、生姜、葱花适量。

烹饪与服法 将鸡肉洗净后放沸水中焯过，再洗净，放入汤锅中加水、生姜、黄酒用小火炖沸30分钟；将山药刮洗干净后切成薄片，入笼蒸上汽20分钟（高压锅内15分钟）；然后在锅内放入炖鸡肉的汤汁，放入切成末的鸡肉、山药，加入盐煮沸后加味精调味，用湿芡粉勾芡，盛入碗中，撒上葱花，温服。

功效 补气虚，助抗癌。

适用人群 胃癌、肝癌等体虚者。

百变搭配 薯芋可替换山药，鸭肉可替换鸡肉。

复方山药羹

主料 山药200克，香菇50克，胡萝卜50克，嫩玉米100克，茭白150克，松子仁50克。

辅料 清油、精盐、白糖、味精、湿芡粉等各适量，高汤约300毫升。

烹饪与服法 将山药刮洗干净，香菇去根蒂后洗净，胡萝卜和茭白均洗净后，分别切成细丁备用；在热油锅烧至七成热时，放入上述各细丁和嫩玉米、松子仁炒香，加高汤小火煮熟，加盐、味精、白糖烧沸后，用湿芡粉勾芡后盛入碗中，温服。可常食。

功效 养脾健胃，辅助抗癌，防癌。

适用人群 胃癌、肝癌体虚者。

百变搭配 薯芋可替代山药，鸡枞蕈、牛肝蕈等食用蘑菇可替换香菇。

三味补药鸡汤

主料 黄精、党参、怀山药各50克，鸡肉500克。

辅料 精盐、姜末、葱花各适量。

烹饪与服法 将黄精、党参、怀山药用清水洗净；将鸡肉洗净切成块；三味中药和鸡块于蒸钵内与盐、姜末混匀码味大约10分钟后加盖，入笼蒸至熟，撒上葱花，趁热佐餐，可常食。亦可改汤剂，炖至熟烂食用，功效相同，俗称"三味鸡汤"。

功效 治脾胃虚弱。

适用人群 胃癌病人脾胃气虚症见全身无力、食欲不振或脾虚食少等患者。

百变搭配 黄精与玉竹均为百合科植物，但玉竹重养阴，黄精补脾益胃。由于二味都味甘质润，因而脾胃有湿者忌用。鸭肉有祛湿作用，再加玉竹则相宜。

莴苣猪皮山药汤

主料 莴苣嫩茎块300克，猪皮块100克，鲜山药100克。

辅料 精盐、花椒、生姜、味精、红皮葱段和清油各适量，高汤800毫升。

烹饪与服法 将莴苣嫩茎块去皮、洗净后斜切成块；猪皮刮洗干净，切成寸方菱形块，鲜山药刮洗净后切成1寸见方小块；生姜洗净切成薄片；炒锅预热后，加清油烧至七成热时，下猪皮块、花椒、姜片和红皮葱段煸炒出香味，加高汤炖至半熟时，放入莴苣和山药块，继续小火炖至酥烂，加盐和味精调味，趁热佐餐，可常食。

功效 防癌，抗癌。

适用人群 胃癌、肝癌患者防癌、抗癌。

百变搭配 莴苣（茎、叶）、猪皮、鹅血、猪血、豆腐、黑木耳、山药、胡萝卜、绿豆芽各适量，任选2～3种交替搭配，烹饪成菜肴，常年食用，有辅助防癌、抗癌效应。

第十五章　食管癌

中国是世界上食管癌发病率和死亡率最高的国家之一，35岁以后随年龄增大而构成比增高，以60～64岁者最高，次为65～69岁者，70岁以后逐渐降低；50～69岁者占全部食管癌病死患者的60%以上。男女发病率比例为1.3～2.7：1。

食管癌常见致病因素如下。

① 亚硝胺类化合物(食物)和真菌毒素。高发区的粮食和饮食、饮水中，硝酸盐、亚硝酸盐、胺类含量显著增高，这些物质在胃内易合成致癌物质亚硝胺。各种霉变食物能产生化学致癌物质，镰刀菌、白地霉菌、黄曲霉菌和黑曲霉菌等真菌均促进亚硝胺合成而诱发癌变。酸菜常被白地霉菌严重污染含有高浓度的硝酸盐、亚硝酸盐、亚硝胺等；玉米、花生被镰刀菌或黄曲霉菌污染后，二级胺(甲基苄基亚硝胺)增高数倍而致癌。

② 食管损伤、食管疾病以及食物的刺激作用。

③ 营养不良和微量元素缺乏（硒缺乏）。

④ 遗传因素。

⑤ 其他，如长期饮酒，吸烟，亦为可能的致癌因素。

一、临床表现与诊断

（1）分型　早期食管癌分隐伏型（充血型）、糜烂型、斑块型和乳头型，其中隐伏型最早，为原位癌，乳头型相对较晚。晚期食管癌分为髓质型、蕈伞型、溃疡型，以髓质型最为多见，约占60%。食管组织学分类可分为细胞癌、腺癌、小细胞未分化癌和癌肉瘤，其中鳞状细胞癌占90%以上，腺癌仅5%左右，小细胞未化癌更少见。

（2）**表现** 早期表现为吞咽时有胸骨后烧灼感、针刺样或牵拉样痛，以咽下粗糙、过热或有刺激性食物时为著；咽食物或饮水时，有食物通过缓慢并滞留的感觉，或有胸骨后紧缩感或异物感，食毕消失；轻度咽下哽噎感，时轻时重；咽下干燥和紧缩感，胸骨后闷胀、背痛和嗳气等；中晚期后可出现进行性咽下困难、食物反流、咽下疼痛及长期摄食不足而明显脱水、营养不良等。晚期呈明显消瘦、贫血、营养不良，失水或恶病质等。当癌转移时，可于锁骨上窝及颈部触及肿大而坚硬的浅表淋巴结；或肿大而有结节的肝脏等。

（3）**辅助检查** 食管黏膜脱落细胞检查、X线、CT、内镜检查以及酸性放射性铟作示踪剂食管扫描，甲苯胺蓝或碘体内染色内镜直视等均有助于诊断。

二、防治措施

① 积极治疗食管炎、食管白斑、贲门失弛缓症。不食用含有致癌物质的食品，如油炸、烟熏、腌制、盐渍食物；不吃霉变的花生、玉米、大豆、甘蔗及其制品。

② 健康壮年人每年健康体检1次；高危人群定期普查、随访。力争早发现，早治疗。一旦确诊后及时治疗。

③ 确诊为食管癌的患者，应及早手术或姑息手术，不能手术的患者宜放射治疗，包括三维立体精确定位的微创伽马刀治疗；不宜手术和放射治疗的病人，尚可选用抗癌西药单用、联用给药方案，配合后述的中医药治疗和饮食疗法，以提高病人的生存和生活质量。

三、西药治疗

1.单一食管癌用西药

目前，临床单用抗食管癌的药物可选用博来霉素（BLM）、丝裂霉素（MMC）、多柔比星（阿霉素，ADM）、氟尿嘧啶（5-FU）、甲氨蝶呤（MTX）、洛莫司汀（CCNU）或司莫司汀（MeCCNU）、米托胍腙（MGAG）、长春地辛（VDS）、依托泊苷（VP-16）、顺铂（DDP）或卡铂（CBP）等。单一药物化疗的缓解率在15%～20%，缓解期一般1～4月。

2.联合化疗食管癌用药

多采用顺铂和博来霉素为主联合化疗方案，有效率多数超过30%，缓解期6个月左右。联合化疗多应用于中晚期食管癌，手术和放疗患者的综合治疗。以下

9个方案，供参考。

（1）PF方案1　顺铂50毫克/平方米体表面积，静脉滴注（水化利尿止吐），第4天、第5天；氟尿嘧啶300毫克/平方米体表面积，静脉滴注，第1～5天；3周为1个周期，3个周期为1个疗程。

（2）PF方案2　顺铂100毫克/平方米体表面积，静脉滴注（水化利尿止吐），第5天；氟尿嘧啶500毫克/平方米体表面积，静脉滴注，第1～4天；3周为1个周期，3个周期为1个疗程。

（3）PF方案3　顺铂100毫克/平方米体表面积，静脉滴注，第1天；氟尿嘧啶1000毫克/平方米体表面积，静脉滴注，第2～6天；3周重复。有效率为42%～66%，中位生存期18～28个月。

（4）PBV方案　顺铂100毫克/平方米体表面积，静脉滴注（水化利尿止吐），第2天；博来霉素10毫克/平方米体表面积，静脉滴注，第1天、第8天；长春地辛3毫克/平方米体表面积，静脉滴注，第1天、第8天；3周为1个周期，3个周期为1个疗程。

（5）PPE方案　顺铂50毫克/平方米体表面积，静脉滴注（水化利尿止吐），第4天、第5天；平阳霉素（PYM）10毫克/平方米体表面积，肌内注射，第1天、第8天；氟尿嘧啶300毫克/平方米体表面积，静脉滴注，第1～5天；3周为1个周期，3个周期为1个疗程。

（6）PEF方案　顺铂30毫克/平方米体表面积，静脉滴注（适当水化利尿止吐），第4～6天；依托泊苷60毫克/平方米体表面积，静脉滴注，第1～4天或第5天；氟尿嘧啶300毫克/平方米体表面积，静脉滴注，第1～5天；3周为1个周期，3个周期为1个疗程。

（7）PMF方案　顺铂30毫克/平方米体表面积，静脉滴注（适当水化利尿止吐），第3～5天；丝裂霉素10毫克/平方米体表面积，静脉注射，第1天；氟尿嘧啶300毫克/平方米体表面积，静脉滴注，第1～5天；3周为1个周期，3个周期为1个疗程。

（8）PP方案　紫杉醇（特素，PTX）150毫克，静脉滴注3小时，第1天；顺铂100毫克/平方米体表面积，静脉滴注（水化利尿止吐），第2天；3周为1个周期，3个周期为1个疗程。

（9）PFPG方案　顺铂100毫克/平方米体表面积，静脉滴注（水化利尿止吐），第1天；氟尿嘧啶，1000毫克/平方米体表面积，静脉滴注，第1～5天；紫杉醇（特素，PTX）135～225毫克/平方米体表面积，静脉滴注，第14天，重组人粒细胞集落刺激生长因子（G-GSF）75～150微克，皮下注射或静脉滴注，28天重复。中位疗程数为3。

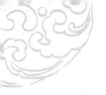

四、中医药治疗

1.食管癌方剂

除可选用后述的食疗药膳方外，许多验方也用于食管癌的辅助治疗，并有一定的效果。下面收集整理13个方剂，供参考。

（1）复方猕猴桃根皮汤　由鲜猕猴桃根80克，鲜水杨梅根60克，鲜野葡萄根50克，半枝莲30克，白花蛇舌草30克，白茅根30克组成。水煎3次，每次煎沸持续20分钟，合并煎液，分3次于餐前温服，每日1剂。入煎前应洗去泥沙，横切成薄饮片，有效成分才容易煎出而发挥疗效。适用于食管癌、胃癌和乳腺癌患者。

（2）复方白花蛇舌草半枝莲汤　由白花蛇舌草、半枝莲各100克，白英150克，焦山楂20克，赤芍25克，守宫粉2克（吞服），制香附、党参、瓜蒌皮、京三棱各15克组成，水煎3次，每次煎沸20分钟，合并煎液，分3次于餐前温服。每2日剂。适用于食管癌患者的保守治疗。

（3）食管癌痰气互阻型汤　由砂仁6克，旋覆花9克，代赭石30克，莱菔子9克，郁金9克，瓜蒌30克，贝母9克，沙参15克，石斛15克，麦冬9克，玄参9克组成。有健脾开胃，行气调中的功效。适用于痰气互阻，疼痛食滞，吞咽困难的食管癌患者。水煎服，于3餐饭前分服。

（4）复方熟地食管癌汤（丸）　由熟地黄240克，山茱萸120克，怀山药120克，泽泻90克，牡丹皮90克，茯苓90克组成。吞咽困难者分为10剂，水煎服，每日服1剂，于3餐前温服。饮食尚可者服用蜜丸剂，每丸9克，每日晨起服1～2丸，可连服1年。本方有滋阴补血，益精填髓，温中下气的功能。适用于食管癌的康复或非手术治疗。

（5）复方瓜蒌食管癌汤　由莱菔子、旋覆花、代赭石、郁金、贝母、麦冬、玄参各9克，沙参、石斛各15克，砂仁6克，瓜蒌30克组成。有消食除胀，降气化痰，促食管蠕动之功能。水煎服，于每日3餐前分3次温服，每日1剂。适用于食管癌的康复和保守治疗。

（6）菱紫诃饮　由菱实、紫藤、诃子、粳米各9克组成。有缓解食管癌症状，促进吞咽的功能。水煎服，煎汤代茶，连服数日。适用于食管癌吞咽困难的病人。

（7）复方海藻枯食管癌汤　由海带、海藻、夏枯草、石斛各15克，煅牡蛎、急性子、代赭石、南沙参、北沙参各30克，蜣螂虫、旋覆花、广木香、川朴、当归各9克，川楝子、姜竹茹各12克，公丁香6克组成。水煎服，分两次温服，每日1剂。本方含有多种抗癌活性成分。适用于食管癌患者服用。

（8）**复方蟾酥丸** 由蟾酥500克，硇砂250克，硼砂250克，白矾30克，玄参30克，黑豆45克组成。烘干制成细粉，水泛为丸，如绿豆大小。口服每次10丸，每日3次，温开水送服。适用于食管癌、贲门癌患者。

（9）**复方北沙参食管癌汤** 由北沙参33克，明百合、怀山药、金石斛各30克，川贝母、赤丹参、云苓、杭麦冬、代赭石、半枝莲各15克，川郁金、旋覆花各9克组成。水煎服，于每日餐前分2～3次温饮，每日1剂。适用于食管癌患者的康复或保守治疗。

（10）**复方参芦七味汁** 由人参汁、龙眼肉汁、芦根汁、甘蔗汁、梨汁、人奶、牛奶各等份组成，加姜汁少许，隔炖沸后饮用，每次约5毫升，每日2～3次，常饮。适用于食管癌患者保守治疗。

（11）**复方山慈菇散** 由山慈菇120克，三七18克，海藻、浙贝、柿霜各60克，制半夏、红花30克，制乳香、没药各15克组成。烘干制成极细末，日服3次，每次6克，加蜂蜜适量，温开水送。适用于食管癌保守治疗。

（12）**复方熟地黄食管癌汤** 由熟地黄50克，肉桂粉5克，麻黄2.5克，鹿角胶15克，白芥子10克，姜炭2.5克，生甘草5克组成。水煎服。每日1剂，于每日3餐前分次温服。适用于食管癌保守治疗。

（13）**复方党参八味汤** 由党参18克，肉苁蓉、天门冬各12克，代赭石24克，清半夏、当归身各9克，知母、柿霜饼各15克组成。水煎服，分3次于三餐前温饮，每日1剂。适用于食管癌保守治疗。

（14）**复方灵芝虾蟆散** 由灵芝10克，沙虫40克，虾蟆27克，马勃7克，西牛黄4.5克，麝香2.5克组成，共为细末，温开水送服，每日3次，每次1.2～1.8克。适用于食管癌保守治疗。

（15）**食管癌"10+3"汤** 由茯苓4.5克，厚朴12克，苏梗18克，枳壳15克，赭石30克，橄榄24克，硼砂3克，橘红9克，清半夏30克，生姜9克，水煎服。每日1剂，每日于餐前分次温服。可用于食管癌的辅助治疗。

2.食管癌用中成药

除可选用防治食管癌方剂外，尚可参考或对症选用以下中成药。

（1）**安替可胶囊** 由蟾皮、当归组成。养血活血，软坚散结，解毒止痛。用于瘀毒内结所致的食管癌，与放疗合用可提高疗效。症见吞咽困难，胸部灼痛，食少呃逆，口干口苦，舌红紫暗，苔黄或黄腻，脉弦数或滑数。口服，一次2粒。一日3次，饭后服用。疗程5周，或遵医嘱。

注意事项：蟾皮有一定毒性，须在医师指导下服用，不可过量、久服；孕妇忌用；服用本品期间，饮食既富于营养，又宜清淡，忌食辛辣刺激之品。

（2）**复方斑蝥胶囊** 由斑蝥、三棱、莪术、人参、黄芪、刺五加皮、山茱萸、女贞子、半枝莲、熊胆粉、甘草组成。破瘀血消癥瘕，攻毒蚀疮。口服，一次3粒，一日2次。凡有出血倾向者，孕妇应忌用；因本品有一定毒性，不可过量，不可久服，须遵医嘱；服药期间宜清淡，忌辛辣刺激之品。

此外，血象指标低下及免疫功能低下的食管癌病人，在医师指导下，还可对症选用参芪扶正注射液、虫草菌发酵制剂、螺旋藻胶囊（片）、灵芝胶囊、芦笋胶囊、生血宝颗粒等，其用法、用量须遵医嘱，或咨询执业药师。尚可选用复方天仙胶囊用于食管癌的辅助治疗。

五、食疗药膳方

菜豆枣粥

主料　菜豆种子（四季豆）30克，粳米80克，大枣7枚。

辅料　白糖10克。

烹饪与服法　将主料分别淘洗干净后，共入锅内，加足水，熬成稠粥，加糖调味，温服。

功效　菜豆种子（四季豆）含多种维生素、微量和常量元素及数种抗癌活性成分，如糖蛋白、胰蛋白酶抑制剂、血细胞凝集素等蛋白质和多肽类，有抗癌、消退肿瘤的功效。

适用人群　食管癌、胃癌及其他癌症患者。

百变搭配　豇豆可替代四季豆；如为小枣可增加至14枚。

海带烧肉

主料　海带50克，猪瘦肉150克。

辅料　黄酒、酱油、糖适量。

烹饪与服法　将海带用清水浸泡发涨，洗净后切成寸方菱形块；瘦猪肉切成稍小一点的小块，共入锅内，加水适量煮沸，撇去浮沫，加入黄酒、酱油、糖适量，小火炖至酥烂，趁热食用。

功效　化癥软坚，辅助抗癌。

适用人群　食管癌、甲状腺癌等体虚患者。

百变搭配　海藻可代替海带；牛肉、兔肉等可替代猪瘦肉。

糖醋海带

主料　海带50克。

辅料　食醋100毫升，白糖30克，姜末、葱末少许。

烹饪与服法　将海带用清水浸泡、发涨后洗净，切成寸半小长条；放入沸水锅中汆两分钟，捞出沥去水分，然后将海带条盛入盘内，加醋和糖、姜末、葱末拌匀食用。常服。

功效　化癥软坚，辅助抗癌。

适用人群　食管癌、甲状腺癌等病人辅助抗癌。

百变搭配　海藻、海白菜等可替代海带。

海带豆腐笋汤

主料　海带150克，豆腐400克，冬笋（玉兰片）300克，木耳50克。

辅料　精盐、味精、清油、生姜片、葱段适量。

烹饪与服法　将海带用清水浸泡发涨后洗净，切成寸半方块；冬笋去老根，去皮，对剖开后洗净，切成薄片（玉兰片）；木耳用水发涨后洗净，备用。将烧锅预热，放入清油并烧至七成热时放入生姜片、葱段炸出香味，加水煮沸，再放入海带、豆腐、笋片（玉兰片）、木耳煮沸15分钟，加味精、精盐调味，盛入大碗，趁热佐餐，可常食。

功效　化癥软坚，润肠通便，健脾养胃，辅助抗癌、防癌。

适用人群　食管癌、胃癌、大肠癌和甲状腺癌病人。

百变搭配　其他食用竹笋可替换冬笋；海藻、海白菜可代替海带。

扒猴头

主料　猴头菇100克，黄豆芽汤150毫升。

辅料　味精、盐、豆油、淀粉、香油、葱、姜各适量。

烹饪与服法　将猴头菇洗净后浸发，去根蒂，放入沸水中焯熟后捞出，放入锅内；将葱洗净后切段，生姜洗净后切成末；豆芽汤加入猴头菇锅内，放入味精、盐、葱、姜和豆油，用大火烧沸后，即改为小火炖15分钟，再改用大火收汁，最后用水淀粉勾芡，加香油少许即可食用。可用于食管癌的辅助治疗。

功效　辅助防癌、抗癌。

适用人群　食管癌患者辅助治疗。

百变搭配　香菇可替代猴头菇。

蘑菇肉片汤

主料　鲜蘑菇150克，瘦猪肉片50克，骨肉汤200毫升。

辅料　精盐、味精、蒜片、姜末、清油、葱花、湿淀粉各适量。

烹饪与服法　将鲜蘑菇去根蒂，洗净，切片；瘦猪肉片用盐和湿淀粉各少许拌匀码味3分钟；炒锅内加清油烧至七成热时，下姜末、蒜片、葱花炒香，加入骨肉汤和蘑菇片，大火烧沸后，加盐，改小火煮10分钟至熟，再改大火放入肉片，煮沸5分钟，加味精调味，即可趁热食用。

功效　辅助防癌、抗癌，健体强身。

适用人群　食管癌等病人。

百变搭配　香菇、金针菇等食用菇可互换；鸡肉可代替瘦猪肉。

猕猴桃汁

主料　猕猴桃汁200毫升（鲜桃约350克）。

辅料　牛奶、食糖各适量。

烹饪与服法　将猕猴桃洗净后，去皮，在榨汁机中取汁；亦可直接鲜食，或加入牛奶，用食糖调味后服用。可常食。

功效　保健养颜健身，辅助抗癌、防癌。

适用人群　食管癌、胃癌和乳腺癌等病人。

百变搭配　常生食苹果、佛朗果（鸡血李）等，也有辅助防癌、抗癌的功效。

泥鳅骨肉汤

主料　活泥鳅6～10条（可食部200克以上），骨肉汤500毫升。

辅料　姜末20克，花椒10克，葱段、葱花各10克，精盐5克，味精适量，泡姜片20克，花生油适量。

烹饪与服法　将活泥鳅宰杀后去鳃和内脏，洗净入砂锅；将炒锅烧热，加油热至七成热时，放入姜末、花椒和泡姜片、葱段炒香，注入骨肉汤，大火烧沸后转入砂锅内，加砂锅盖，小火炖至泥鳅酥烂；加入盐和味精调匀，盛入大碗，撒上葱花，趁热服食。

功效　抗癌，防癌，润肠止痛。

适用人群　食管癌、胃癌、大肠癌等消化道肿瘤病人，体虚和免疫力低下者。

百变搭配　鲫鱼、鳝鱼可代替泥鳅。

虫草炖老鸭

主料　冬虫夏草10克，老鸭1只。

辅料　精盐、味精、生姜适量。

烹饪与服法　将老鸭宰杀后，去毛后洗净；鸭肠、鸭肫去内容物（食物、粪便等）后洗净，肝、肺等实质器官洗净后备用；冬虫夏草用清水洗去浮尘；生姜洗净、拍碎；共入砂锅内，加足清水，大火烧沸后，改小火炖至鸭骨酥烂，虫草熟软（亦有人认为虫草宜后下，至鸭肉透熟前10分钟才将虫草放入砂锅内，共煮10分钟），再放精盐、味精调味，分次热服。

功效　提高免疫力，抗癌，防癌。

适用人群　包括食管癌在内的多数癌症病人、气血两虚者。有条件者可常服。

百变搭配　乌骨鸡、乌肉鸡可替代老鸭。两年以上子鸭、雄鸭可代替老鸭。

山楂汆鲜贝

主料　鲜贝150克，山楂（鲜）150克，香菇50克。

辅料　精盐、味精、黄酒、芝麻油、葱、香菜（芫荽）各适量，骨肉汤适量。

烹饪与服法　将鲜山楂洗净，去核，切成小丁；鲜贝用沸水煮2分钟，捞起备用；香菇用水烫发，洗净，切成丁；葱洗净后切成短节，香菜洗净后也切成短节；在锅内倾入骨肉汤，加入山楂丁、香菇丁，放精盐、味精、黄酒烧沸，撇去浮沫，倒入盛有鲜贝的碗中，淋上芝麻油，撒上葱花和香菜节，趁热食用。

功效　活血散瘀，健身抗癌，补硒等。

适用人群　食管癌、胃癌、肝癌等辅助防癌、抗癌。

百变搭配　山海棠果可替换山楂，牡蛎肉、螺蛳肉可代替贝肉。

香菇五鲜汤

主料　香菇100克，黑木耳50克，松茸50克，山药50克，山楂50克（以上均为鲜品）。

辅料　大蒜瓣50克，泡姜片50克，花椒20克，葱花5克，葱段20克，姜末、味精各1克，花生油50克，骨肉汤800毫升，精盐5克。

烹饪与服法　将香菇、黑木耳、松茸分别清洗干净，去根蒂；山药刮洗净后切成片；山楂洗净后去核（子），切成四瓣；将炒锅烧油，加入花生油，烧至七成热，加入大蒜瓣、泡姜片、葱段炒香，注入骨肉汤，大火烧沸后放入香菇、黑木耳、松茸（蘑）、山药、山楂，小火炖至蒜瓣熟，放入花椒、葱花、姜末、味精和盐，再烧沸片刻，盛入大碗，趁热服。

功效　健身抗癌，消癥止痛。

适用人群　食管癌等消化系统癌患者，体虚和免疫低下者。

百变搭配　各种食用蘑菇均可选用，以鲜品为佳，干品剂量为鲜品的1/4～1/3。鸡汤可换骨肉汤。

蘑菇山鸡汤

主料　鲜食用蘑菇500克，鲜山药100克，黄芪100克（另包），乌骨鸡肉100克。

辅料　生姜50克，花椒10克，葱段20克，葱花5克，精盐5克，味精适量，高汤500毫升，清油50毫升。

烹饪与服法 将鲜蘑菇去根蒂后洗净，切成块；鸡肉洗净后切成小块；鲜山药刮洗干净后横切成片；黄芪（以北黄芪横切薄饮片为佳）用纱布另包好备用；生姜洗净后拍碎或切成小丁；将炒锅烧热，加入清油烧成七成热时，将生姜、葱段、花椒炒香，放入小鸡块翻炒几下，放入高汤大火烧沸，小火炖20分后放入蘑菇块、山药片和黄芪纱布包，再小火炖30分钟；加入精盐、味精拌匀后，盛入碗中，撒上葱花，弃黄芪纱布包，趁热食鸡肉、山药片、蘑菇，饮汤。宜常服。

功效 健身抗癌，化癥止痛。

适用人群 食管癌等消化系统肿瘤患者，体虚及免疫功能低下者。

百变搭配 猴头菇、香菇、口蘑、平菇、草菇、松茸（蘑）、牛肝菌（蕈）、鸡枞蕈（鸡脚菇）均可；乌肉鸡、普通肉鸡、鸭肉也可替代乌骨鸡肉。

病后补虚汤

主料 党参、白术、山药、枸杞子、薏苡仁、芡实（鸡头米）各10克，猪瘦肉100克。

辅料 食用盐或糖适量。

烹饪与服法 将猪瘦肉刮洗干净，切成小块，与六味主药共入砂锅，小火炖至酥烂，分1～2次热服。每周可服2～3剂。可加盐或糖调味服。

功效 食管癌患者辅助防癌扩散、抗癌。

适用人群 食管癌、肺癌、胃癌、肝癌等体虚患者。

百变搭配 禽、畜瘦肉均可替换，以乌骨鸡肉提高免疫力效果更好；妇女病人在方中加当归10克，炖服效果更佳。

香菱骨汤

主料 菱角肉50克，香菇400克，猪骨500克。

辅料 姜片30克，大蒜（去皮）50克，葱节10克，盐1.5克。

烹饪与服法 将菱角肉洗净，香菇去根蒂，洗净，均分别切成细粒；猪骨洗净，砸破，剁成小节，共入砂锅内，注入清水约800毫升，加入全部辅料，大火烧沸后，改为小火，加盖炖至骨肉分离时即成。空腹温热食之，细嚼慢咽，徐徐吞服。每日1剂。

功效 辅助防癌，抗癌，增强免疫力，益气补中，健脾胃。

适用人群 需辅助防治食管癌、胃癌、大肠癌者。

百变搭配 乌骨鸡100克可代替猪骨500克；可同食鲜菜而成流质、半流质菜肴。疼痛明显者配花椒面3～5克，温汤送服。

草菇菱粥

主料 草菇300克，菱角肉50克，粳米60克，大蒜30克。

辅料 鲜肉汤800克，盐1.5克，葱花3克。

烹饪与服法 将草菇（去根蒂）、菱角肉、大蒜（去皮）分别洗净、切（剁）成细粒，共入砂锅内，与鲜肉汤和淘洗干净的粳米共煮为稀稠适度之粥，加盐和葱花调味，空腹温热食之，徐徐细嚼慢咽服食，每日1剂。

功效 补中益气，健脾胃，辅助防癌，抗癌，增强免疫力。

适用人群 辅助防治食管癌等患者。

百变搭配 可同吃鲜菜、山药、薏苡仁烹饪而成流质、半流质饮食。

香菱肫粥

主料 香菇300克，菱50克，鸡肫1个，粳米50克。

辅料 独蒜（去皮）5个，盐1.5克，味精1克。

烹饪与服法 将香菇（去根蒂）、鲜菱角去壳取肉用清水洗净，鸡肫洗净，均切成细粒，独蒜拍碎，与粳米共入砂锅内，注入鲜汤或清水共煮为稀稠适度之烂粥，加盐和味精调味，空腹温热食之，细嚼慢咽，徐徐服下。每日1剂。

功效 补中益气，健胃消食，辅助抗癌，防癌，增强免疫力。

适用人群 食管癌等体虚者辅助治疗。

百变搭配 菱角粉15克可代替生菱角50克；鸡内金1个研末冲服，有协同健胃消食之效。其他食用鲜蘑菇可代替香菇。

芦笋藕粉

主料 芦笋200克，藕粉50克。

辅料 鲜汤500克，大蒜20克，盐1.5克。

烹饪与服法 将芦笋、大蒜（去皮）分别洗净、切（拍）碎，与鲜汤共煮10分钟，加藕粉烧开收汁，加盐调味，温服，每日服1剂。

功效 补气益血，健脾开胃，辅助抗癌。

适用人群 食管癌等体虚患者。

百变搭配 芦笋、鲜藕、大蒜可分别取汁，合并鲜汁与等量鸡汤或骨汤煎沸饮用，其效颇佳。取汁后残渣仍可用鲜汤煎服，细嚼慢咽服下。

香菇烧豆腐

主料 香菇300克，豆腐300克，猪瘦肉末50克，素油适量。

辅料 葱末5克，蒜末30克，盐3克，味精2克，花椒粉3克。

烹饪与服法 香菇洗净，切成细粒，待用。素油在锅内烧至七成热时，加葱末、蒜末煸香，下香菇细粒和肉末炒香翻转，加入清水（或鲜汤约500克），焖半小时后，加入豆腐（切成3厘米见方小块）、味精、花椒粉和盐，轻轻翻转，焖10分钟后即可食用。细嚼慢咽，徐徐吞下。每日1剂。

功效 辅助防癌，抗癌，健体强身。

适用人群 食管癌等体虚者。

香菇猪蹄丝瓜汤

主料 香菇500克，猪蹄1只，丝瓜1条（约300克）。

辅料 生姜片20克，独蒜10枚（约50克），花椒粉、味精各2克，盐适量。

烹饪与服法 香菇去蒂、洗净、沥干；猪蹄去皮，在火上烧至发黄微焦后，刮洗干净，对剖成两半，剁成小块；丝瓜刮去外皮，洗净，切成片；共入砂锅内，与生姜片、独蒜（去皮）加水共炖至酥烂熟透，加花椒粉、味精、盐调味后，空腹温热服食，细嚼慢咽，每1～2日服1剂。

功效 增强机体免疫力，辅助抗癌；祛风化痰，凉血解毒。

适用人群 食管癌等体虚者、贫血者、免疫力下降者。

百变搭配 吞咽功能正常者，丝瓜片可在出锅前5～10分钟入锅，熟食。草菇、牛肝蕈、鸡枞菌等食用鲜菇可换香菇。

归参鳝鱼汤

主料 当归10克，党参10克，鳝鱼500克。

辅料 独蒜50克，葱节20克，盐适量，鲜汤适量。

烹饪与服法 独蒜去皮，洗净；鳝鱼宰杀后切骨、内脏和头（鳃），洗净，斜切成寸段菱形块。当归、党参与鲜汤煎沸半小时后，加独蒜、鳝鱼块、葱节和盐小火炖沸10分钟即成。空腹热食，细嚼慢咽，徐徐服下，每日1剂。

功效 补益气血，增强免疫力，辅助防癌，抗癌。

适用人群 食管癌等体虚者。

猪肚药芪汤

主料 猪肚1个，山药100克，黄芪60克。

辅料 大蒜60克，葱节30克，盐适量。

烹饪与服法 猪肚里外充分洗净，入沸水中汆去血水和腥臊味，再次清洗后，撕出油脂熬油，去油渣后，放入大蒜（去皮，洗净）、葱节，爆香，下猪肚（切成长4厘米、宽2厘米的肚条），爆香味后，注入清水1000～1500克，大火炖约15分钟，加入山药和黄芪，改小火煨至酥烂，加盐即成。空腹分次热食，细嚼慢咽，徐徐服下。每周服2～3剂。

功效 健脾胃，益气血。

适用人群 食管癌等体虚者。

百变搭配　本方鲜汤与洗净、切碎的菜叶烹饪成汤，与谷类共熬成粥，供食管癌吞咽困难者食用。

银耳莲子羹

主料　银耳10克，莲子50克。

辅料　蜂蜜适量。

烹饪与服法　银耳洗净，发涨，去根蒂；莲子洗净，发涨，沥干后捣烂；待用。将泡发银耳和莲子的水静置，取上层澄清水与银耳、捣烂的莲子共入砂锅，补充适量清水，共熬成羹即成。食前可用蜂蜜调味，空腹热食，细嚼慢咽，徐徐服下。每日1剂。

功效　银耳益气和血，养胃生津；莲子宁心神，补肾气；加蜂蜜润肠通便。食用本方，不但滋补强身，而且能促胃肠蠕动，减少脂肪吸收，有减肥美容润肤之效；增强机体免疫力。

适用人群　食管癌等体虚者。

木耳香菇汤

主料　鲜木耳50克，鲜香菇200克。

辅料　独蒜50克，葱花10克，盐适量，猪骨500克。

烹饪与服法　鲜木耳、香菇分别去根蒂，洗净；独蒜去皮、洗净；鲜猪骨洗净、砸破、剁为小节；共入锅内，加清水1500克，大火烧沸，打去浮沫，改为小火炖至骨酥肉烂，加盐和葱花调味。空腹热食，徐徐服下，每日1剂。

功效　补中益气，健脾益胃，增强机体免疫力，辅助抗癌，防癌。

适用人群　食管癌等体虚者。

鸭肉地黄山药汤

主料　鸭肉250克，生地黄15克，山药20克。

辅料　食盐适量。

烹饪与服法　将鸭洗净、剁成小块，与生地黄、山药共入砂锅内，注入清水约1000克，大火烧沸撇去浮沫，加盖，改为小火炖至酥烂熟透，加盐调味即成。空腹温热食之，细嚼慢咽，徐徐服下，每日1剂。

功效　滋阴养胃，健脾止渴，清热凉血，辅助防癌，抗癌。

适用人群　食管癌、胃癌等有内热症状、体虚者。

百变搭配　鲜山药可用100～200克，当主食用。

灵芝薏米粥

主料　灵芝10克，薏米（薏苡仁）50克。

辅料 蜂蜜适量，鲜汤800克。

烹饪与服法 将灵芝和薏米捣碎，与鲜汤共熬成稀稠相宜之粥，空腹温热食之，每日1剂。

功效 扶正抗癌，辅助防癌。

适用人群 食管癌、胃癌、乳腺癌等体虚、轻度水肿者。

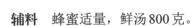

芦笋白果鸡汤

主料 芦笋200克，白果20枚，鸡肉200克。

辅料 盐3克。

烹饪与服法 芦笋洗净，切成寸段；白果（银杏）去壳取仁，洗净；鸡肉洗净，剁切成块。共入砂锅内，注入清水约800克，大火烧沸，撇去浮沫，改为小火，加盐，盖好，炖至骨酥肉烂即成。温热空腹食之，细嚼慢咽，徐徐服下。每1～2日1剂。

功效 鸡肉滋补、芦笋促进胃肠蠕动且辅助抗癌，银杏对心肺有较好调节功能，三者合用，对食管癌、胃癌等体虚者，伴有咳嗽、哮喘、白内障的中老年患者有一定疗效。

适用人群 食管癌、胃癌等伴有肺心病的病人。

百变搭配 配用鲜山药100克或干饮片20克，薏苡仁10克炖服，对食管癌效果更好。

沙参玉竹鸭汤

主料 沙参20克，玉竹20克，老雄鸭肉250～500克。

辅料 盐3～5克。

烹饪与服法 将鸭肉洗净，剁切成小块，与沙参、玉竹共入砂锅，加清水约1000克，大火烧沸后，撇去浮沫，加盐，盖好，改为小火炖至酥烂熟透即成。空腹温热食之，细嚼慢咽，徐徐服下。每日服1剂。

功效 滋阴润燥，清热去火，滋补养身，辅助抗癌。

适用人群 食管癌、胃癌、肺癌等体虚者，伴有肺阴虚的咳嗽、哮喘、胃阴虚的胃炎、大便秘结者亦可食用。

百变搭配 配用山药、薏苡仁炖服，可提高防治食管癌等的辅助疗效。可尽可能服食由菜叶、谷类烹饪而成的流质、半流质饮食。

三药乌鸡汤

主料 三七5～10克，山药20～50克，薏苡仁20～50克，乌骨鸡肉250克。

辅料 盐3克。

烹饪与服法　将乌骨鸡肉洗净，剁切成小块，与三味主药共入砂锅，注入清水约1000克，大火烧沸时撇去浮沫，加盐，盖好，改小火炖至酥烂时即成。空腹温热食之，细嚼慢咽，徐徐服下。每1～2日服1剂。

功效　理血祛瘀，滋补强身，提高机体免疫力，辅助防癌，抗癌。

适用人群　食管癌、胃癌等体虚者，亚健康人群。

百变搭配　尽可能食用由绿色蔬菜、瓜果、豆类和谷类烹饪而成流汁（质）、半流质饮食。老雄鸭、带骨猪瘦肉等可代替乌骨鸡肉。

第十六章　大肠癌

　　大肠癌包括结肠癌和直肠癌，是胃肠道最常见的恶性肿瘤之一。发病率位于胃癌、食管癌之后，居第3位，近年来呈上升趋势。北美、澳大利亚、新西兰、北欧、西欧等国家和地区，大肠癌的发病率、病死率约占恶性肿瘤的第1、第2位。国内居民以嗜食畜肉、禽肉、精粮（精米、精面、含有添加剂的市售食品或"洋快餐"等），少吃鲜蔬菜、瓜果和缺少膳食纤维素的食品，其大肠癌患病率呈上升趋势。

　　大肠癌的致病因素尚未明确，相关因素如下。

　　① 饮食与环境：过量饮酒和长期嗜酒有诱发大肠癌的可能。饮食的成分占有重要的作用，经常摄入过多的高脂肪、高蛋白、低纤维素的食物的人群，其大肠癌的发病率通常较高。这可能是因为"高营养素""低消化残渣"的食物（品）不利于排便，食物在肠管内停留时间过长（"宿便"），从而使肠内的胆酸、胆固醇量增加，在肠道微生物（细菌、病毒）作用下，二者的代谢物及食物（品）中致癌物质长期刺激肠黏膜而致癌。食物中的致癌物质，如残留的农药、化肥、杀鼠杀虫剂；酸菜、泡菜、腌腊盐渍制品中的亚硝酸类化合物，苯并芘等，致癌性化学物质和转基因食品等都有可能致癌或诱发癌变。含膳食纤维较多的蔬菜、瓜果和其他食物，可使粪便从肠道中排空加快，因而肠内胆酸、胆固醇与细菌或病毒作用时间短，致癌物质产生和接触肠黏膜机会减少，故常食膳食纤维多的食品可减少大肠癌的发生率。

　　② 腺瘤与息肉：大肠腺瘤是最重要的结肠癌前病变，特别是乳头状腺瘤（绒毛状腺瘤）的癌变率为40%～50%；家族性多发性结肠息肉癌变的危险性近100%。

　　③ 慢性炎症：溃疡性结肠炎、克罗恩病、血吸虫病、慢性细菌性痢疾和阿米巴病、放射性肠炎、输尿管乙状结肠吻合术或胆囊切除术后等均有诱发大肠癌

的可能性。

④ 其他：遗传和家族因素、亚硝胺类致癌物质、核辐射、放射线照射等。

一、临床表现与诊断

早期大肠癌多无症状，部分病人仅为大便隐血（"潜血"）阳性。进展大肠癌症状虽无特异性，但右半大肠癌以全身症状如贫血、腹痛、腹部肿块为主；而左半大肠癌则以排便习惯及粪便性状改变、肠梗阻、肠绞痛、便血为主。晚期病人导致进行性消瘦、恶病质、黄疸、腹水等。一般以直肠癌多见，约占3/5，向上则逐段减少，到盲肠又增多；其中肠癌约占4/5；黏液癌约占1/5，未分化癌占2%。肿瘤可呈肿块型（预后较好），溃疡型（预后较差），浸润型（预后较差）。进一步检查可考虑以下措施和方法。

（1）直肠指诊 能及时发现下段直肠癌，并可确定包块距肛门的距离、位置、形状、大小、硬度、侵犯或累及直肠周围（周径）的范围及邻近器官、组织的情况和体征。

（2）直肠内镜、结肠纤维内镜直视检查 在空肠（清肠或灌肠后施行）状况下，可直视结肠、黏膜状况、硬度、活动度、病变位置、形状、大小和性质及活检病理诊断。

（3）大便隐血试验 这是普查大肠癌的初筛手段，但特异性差。

（4）癌胚抗原（CEA）的动态观察 对大肠癌的手术效果与术后复发的监测有参考价值。

（5）气钡双重造影检查 可较清晰显示肠黏膜征象，确诊正确率达90%以上。

此外，B超、CT扫描、磁共振（MRI）及经直肠超声（TRUS）检查等，可明确有无肝转移、腹腔淋巴转移，并可判定肠外浸润程度，为结肠癌的手术治疗或伽马刀治疗方案提供参考。

二、防治措施

① 宜多进食粗粮及膳食纤维，如新鲜蔬菜、水果，保持大便通畅；及时治疗结肠息肉病、溃疡性结肠炎等，以减少结肠癌的发生。高危人群和高发病率地区人群宜定期普查和健康体检，力争早发现、早诊断、早治疗。

② 早期结肠癌可经内镜切除，晚期患者力争手术治疗，并根据术后病理进行必要的化学药物治疗及中医药治疗、饮食疗法（见后述）、免疫疗法等综合治疗。

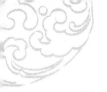
三、西药治疗

据临床观察，大肠癌根治术后仍有约50%的病例复发和转移，主要是术前未能发现隐匿转移灶或术中未将病灶完全切除。故在手术中先行肿瘤腔内化学药物治疗或直肠癌术前灌肠给药，可阻止癌细胞扩散，杀伤和/或抑制癌细胞。术后对症化疗，有可能提高根治后的5年生存率。

1.单用抗大肠癌西药

可选用氟尿嘧啶、替加氟、丝裂霉素、环磷酰胺、洛莫司汀（环己亚硝脲）、卡莫司汀、司莫司汀、伊立替康、奥沙利铂，以及雷替曲塞（抗叶酸类抗癌药，又名Raltitrexed，ZD1694，直接而特异性抑制胸腺嘧啶核苷酸合成酶，3毫克/平方米体表面积，静脉注射15分钟，每3周1次）。上述药物的文献报道有效率仅9%～27%。尚有应用阿霉素、卡莫氟、顺铂、氟尿嘧啶替加氟（优福定）者；优福定治疗大肠癌有效率为25%～66.7%；卡莫氟有效率为35%～43%。由于病情不完全相同，个体差异大，评价标准未公认，有待进一步观察。

2.联合化学药物治疗大肠癌方案

（1）**左旋咪唑+优福定方案**　左旋咪唑50毫克，每日口服3次，连服3天，休息12天后重复，疗程1年；优福定，口服3～4片，每天服3次，连服2个月，经休息2个月后再重复，共1年。

（2）**亚叶酸钙+氟尿嘧啶（FA+5-FU）方案**　亚叶酸钙（甲酰四氢叶酸，FA，CF）100～200毫克，静脉滴注（先用）；氟尿嘧啶（5-FU）600毫克/平方米体表面积，静脉滴注（继续滴注，6～8小时内给药）。以上每日1次，连用5天，每30天重复（用药5天，休息25天）。辅助化疗6个月。

一般情况或骨髓脆弱者，成人可口服替加氟（喃氟啶，FT-207）200～300毫克，每日服3次；可服优福定（uFT）2～4片，每日服3次；或口服卡莫氟（嘧福禄，HCFU）200毫克，每日服3次。

（3）**乐沙定试用方案**　奥沙利铂130毫克/平方米体表面积，静脉滴注2小时，第1天；亚叶酸钙（FA）200毫克/平方米体表面积，静脉滴注2小时，第1～5天；氟尿嘧啶（5-FU）300毫克/平方米体表面积（≤500毫克/天），静脉滴注2～4小时，第1～5天（接FA）。第21天重复1次。

a.时间调整法1：奥沙利铂每天25毫克/平方米体表面积，从10：00～22：00静脉滴注，16：00达血药峰浓度值，第1～5天；亚叶酸钙每天300毫克/平方米体表面积和氟尿嘧啶每天600毫克/平方米体表面积，从10：00～22：00静脉滴注，16：00时达血药浓度峰值，第1～5天。每21天重复1次。

b.时间调整法2：奥沙利铂125毫克/平方米体表面积，从10:00～16:00，静脉滴注6小时，亚叶酸钙每天300毫克/平方米体表面积和氟尿嘧啶每天700毫克/平方米体表面积，从10：00～22：00，16：00达血药浓度峰值。21天重复1次。

（4）**大肠癌肝转移肝动脉插管灌注（HAI）方案** 顺铂（DDP）80毫克/平方米体表面积，氟尿嘧啶600毫克/平方米体表面积，肝动脉插管灌注（有条件栓塞），每月重复1次。

四、中医药治疗

1.大肠癌方剂

（1）**复方萸母鳖药肠癌方** 由山茱萸12克，知母10克，鳖甲15克，生地12克，女贞子15克，天臼（鬼臼，为小檗科植物八角莲的根茎）15克，茯苓10克，黄柏10克，泽泻10克，山药10克，金银花30克，马齿苋30克。水煎3次，每次煎沸20分钟，合并煎液，于餐前共分3次服用，每日1剂。适用于大肠癌辅助姑息治疗。

（2）**复方参芪龟板汤** 由党参30克，黄芪30克，白扁豆30克，生地15克，龟板15克组成。将黄芪、生地和龟板用纱布包扎好，与党参、白扁豆共入砂锅，注入清水500毫升浸泡2小时后，大火烧沸，改小火衡沸30分钟；滤取药汁后再分2次注入清水200毫升，每次均煮沸20分钟，合并煎液，去纱布药包，分3次于餐前食党参、白扁豆，并用药汁温服送下，适用于大肠癌等体虚病人的辅助治疗。

（3）**复方半枝莲地槐汤** 由半枝莲60克，生地榆、昆布、石见穿、薏苡仁、忍冬藤各30克，槐角、胡麻仁、山豆根各15克，白蚤休12克，川厚朴、枳壳各9克组成。水煎3次，每次煎沸20分钟，合并滤液，分3次于餐前温服，每日1剂。适用于大肠癌辅助治疗。

（4）**肾肿瘤侵犯结肠方** 由牡蛎、鳖甲、败酱草、薏苡仁、炮姜、茯苓各15克，制川附片60克（另包），桂枝、杭白芍、砂仁、泽泻、炙甘草各9克组成。制川附片布包先煎30分钟后，再入其余11味饮片煎3次，每次煎沸20分钟，合并煎液；分3次吃制川附片，饮药汁，弃药渣。每日1剂。适用于肾肿瘤侵犯结肠的辅助治疗，或对症治疗。可随症加减。

（5）**复方白花蛇舌草肠癌方Ⅰ** 由白花蛇舌草、红藤、败酱草、紫丹参、白茅藤、木馒头、生牡蛎、乌梅、瓜蒌仁、金刚刺各30克，党参15克（布包），八月札、炮山甲各15克，生枳实、地榆各12克组成。水煎2次，每次煎沸30分钟，合并煎液，弃药渣，分2次于早晚餐前吃党参，温饮药汁。每日1剂，可随症加减。适用于大肠癌辅助治疗。

（6）**复方白花蛇舌草肠癌方Ⅱ**　由白花蛇舌草、土茯苓各30克，黄药子、七叶一枝花各15克，土贝母、苦参、地榆各12克，瓦松、槐花各9克，天龙2条组成。水煎2次，每次煎沸30分钟，合并煎液，分2次于早晚餐前温饮药汁。每日1剂，随症加减。适用于大肠癌辅助治疗。

（7）**大肠癌便血、出血汤**　由血余炭30克，三七10克，白矾10克，共研细末，每服3克，每日2次，温开水送服，直至便血、出血停止。或遵医嘱。

（8）**复方芪精槐花汤**　由黄芪30克，黄精、槐花、枸杞子、鸡血藤、败酱草、马齿苋、仙鹤草、白英各15克组成。水煎沸3次，每次煎20分钟，合并煎液，分3次于餐前温服。每日1剂。适用于大肠癌辅助治疗。可随症加减。

（9）**复方公英半白汤**　由蒲公英、半枝莲各24克，白花蛇舌草、忍冬藤、野葡萄根各30克，炙露蜂房9克，天龙2条组成。水煎2次，每次煎沸30分钟，合并煎液，分2次于餐前饮药汁；另送服牛黄醒消丸，1次服1.5克，每日2次。适用于大肠癌辅助治疗。

2.大肠癌用中成药

《中华人民共和国药典临床用药须知》中药卷中，介绍了抗癌平胶囊、艾迪注射液、复方斑蝥胶囊可用于抗直肠癌。此外，尚可对症选用西黄丸，华蟾素注射液、口服液。

（1）**抗癌平胶囊**　参阅胃癌用中成药部分内容。

（2）**艾迪注射液**　由斑蝥、人参、黄芪、刺五加组成。消瘀散结，益气解毒。用于瘀毒内结所致的原发性肝癌、肺癌、直肠癌、恶性淋巴瘤、妇科恶性肿瘤。症见腹部肿块，痛有定处，面色晦暗，肌肤甲错，大便色黑甚至鲜血，腹痛拒按；兼有纳差，倦怠乏力，舌质紫暗，或有瘀斑、瘀点，脉细涩。静脉滴注：一次50～100毫升（5～10支），以0.9%氯化钠或5%～10%葡萄糖注射液400～500毫升稀释后应用，每天1次。30天为一疗程。

注意事项：本品有小毒，阴虚火旺者、有出血倾向者、肝肾功能不良者均慎用；孕妇忌用；不与其他药物混合使用；应用本品期间禁忌辛辣燥热之品，宜食清淡易消化且富于营养的食物。

（3）**复方斑蝥胶囊**　由斑蝥、三棱、莪术、人参、黄芪、刺五加、山茱萸、女贞子、半枝莲、熊胆粉、甘草组成。破瘀消癥，攻毒蚀疮。用于瘀毒内结所致的直肠癌、原发性肝癌、肺癌、恶性淋巴瘤、妇科肿瘤等。症见腹部肿块，按之如石，痛有定处，面色晦暗，肌肤甲错，或大便色黑，腹痛拒按；兼有腹胀纳差，倦怠乏力，腰膝酸软，舌质紫暗；或有瘀斑，瘀点，便血，脉细涩。口服，一次3粒，一日2次。或遵医嘱，随症加减，煎汤服。

（4）**其他**　大肠癌病人血象低下，免疫功能低下者，可酌情对症选用参芪扶正制剂、虫草发酵制剂（金水宝胶囊）、螺旋藻胶囊、灵芝胶囊、芦笋颗粒等。

五、食疗药膳方

甘蓝香菇肉片汤

主料　甘蓝菜（莲花白、卷心菜）200克，鲜香菇100克，鲜猪瘦肉片100克，粉丝50克。

辅料　精盐、味精、姜末、葱花各适量，骨肉汤500毫升，湿淀粉适量，蒜20克，清油适量。

烹饪与服法　将甘蓝菜洗净后，切成细丝；鲜香菇洗净后去根蒂，切成4瓣；鲜猪瘦肉片加盐少许搅拌均匀，用湿淀粉上浆；粉丝用水发涨、沥干；将大蒜去外皮，洗净，切成薄片。将炒锅预热，加清油烧至七成热，放姜末、蒜片炒香，放入上浆猪瘦肉片翻炒至颜色变白，盛入碗中，备用；同样将炒锅预热，加清油烧至七成热，放姜末、蒜片炒香，放入香菇煸炒几下，注入骨肉汤，烧沸，加入甘蓝丝、粉丝，煮沸5～10分钟，加盐、味精调味后再煮沸片刻，盛入大碗中；撒上葱花热食或佐餐。可经常食用。

功效　辅助抗癌。

适用人群　大肠癌等病人家常菜。

百变搭配　各种青菜可代替甘蓝（莲花白）；食用鲜蘑菇可代替香菇；禽肉可代替猪肉。

甘蓝香菇豆腐粉丝汤

主料　甘蓝菜200克，鲜香菇200克，油豆腐50克，粉丝50克。

辅料　精盐、味精、姜末、蒜片、葱花、清油等各适量，骨肉鲜汤500毫升。

烹饪与服法　①将甘蓝菜洗净，切成细丝，鲜香菇去根蒂后洗净，切成薄片；油豆腐切成薄片；粉丝用水发涨，沥干。②将炒锅预热，加入清油，烧至七成热时，放入姜末、蒜片炒香，放入香菇片炒几下，注入骨肉鲜汤，烧沸5分钟后加入甘蓝菜丝、油豆腐薄片、粉丝，煮5分钟后用精盐、味精调味，盛入碗中，撒上葱花，热食或佐餐。

功效　辅助抗癌。

适用人群　大肠癌等病人可经常食用。

百变搭配　其他各种白菜均可代替甘蓝；其他食用蘑菇可代替香菇；禽肉可代替猪肉。

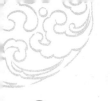
豆芽素菜

主料 黄豆芽250克。

辅料 清油（菜籽油、花生油、大豆油均可）、味精、精盐各适量，豆瓣、姜末、蒜末各少许。

烹饪与服法 黄豆芽去杂质、根须后洗净、沥干；炒锅加清油烧至七成热时，放入豆瓣、姜末、蒜末炒香，再放豆芽煽炒两三分钟，加盐和味精炒匀至熟，即可食用。可常吃。

功效 补充维生素和膳食纤维，促进胃肠蠕动，通便，辅助抗癌。

适用人群 大肠癌伴有便秘、体虚者佐餐、辅助抗癌。

百变搭配 清炒绿豆芽200克，清油适量，醋、味精、芝麻油等各适量，亦补充维生素和膳食纤维，健身抗癌、防癌。尚可凉拌服食。

豆芽肉丝

主料 绿豆芽150克，鸡胸肉丝50克，火腿肉丝30克。

辅料 精盐、味精、生姜丝、黄酒、淀粉、清油、高汤、鸡油各适量。

烹饪与服法 鸡胸肉丝用盐渍片刻后，加淀粉适量拌匀，上浆，备用；火腿肉丝在沸水中焯片刻，捞出沥干。炒锅预热后加清油，烧至七成热时，放入鸡肉丝，炒散至鸡丝变白，捞起；原锅放入生姜丝炒香后，放入绿豆芽，放入黄酒，加精盐、味精、高汤，倒入鸡丝、火腿丝炒匀，用湿淀粉勾芡，淋上鸡油再炒片刻，即可起锅热食。

功效 开胃进食，香脆可口，辅助抗癌。

适用人群 大肠癌、胃癌等体虚者辅助抗癌、防癌。

百变搭配 黄豆芽、绿豆芽可互换；猪瘦肉可代替鸡胸肉。

海带豆腐汤

主料 海带150克，豆腐400克，冬笋300克，木耳30克。

辅料 精盐、味精、生姜、生葱、大豆油各适量，骨肉汤500毫升。

烹饪与服法 ①将海带用水浸发涨后洗净，切成寸方小块；冬笋去老根和皮壳，洗净，剖开，切成薄片；木耳用水发涨，洗净后撕成片；豆腐冲洗一下切成约4～5厘米的长方块；生姜洗净后切成薄片；生葱洗净后切成葱花。②炒锅预热后加大豆油，烧至七成热后，放姜和葱炒香，加入骨肉汤煮沸，再加入海带、豆腐、冬笋、木耳煮沸15分钟，加盐、味精调味，盛入大碗中，撒上葱花热食或佐餐。

功效 健身美容，润肠通便，辅助抗癌。

适用人群 大肠癌等病人辅助抗癌。

百变搭配　海带可用海藻代替；箭竹笋、斑竹笋可代替冬笋；鲜香菇、草菇150克可替干木耳30克；鸡汤、鲜肉汤、骨头汤可代替骨肉汤。

红薯菜粥

主料　红薯250克，粳米100克，胡萝卜100克，莴苣叶100克。

辅料　骨头汤1500毫升，食糖或精盐各适量。

烹饪与服法　将红薯洗净，切成寸方小块；胡萝卜洗净，切碎为3厘米见方小丁；莴苣叶洗净切成细丝。粳米淘洗干净后入锅，加入红薯块、胡萝卜丁、骨头汤；煮沸半小时后加入莴苣叶丝，再煮沸5分钟，加糖或盐调味后服食。可常服。

功效　补充维生素、膳食纤维、胡萝卜素和微量元素、常量元素、辅助防癌，抗癌。

适用人群　大肠癌等伴有便秘等体虚者。

百变搭配　山芋、山药可替换红薯，亦可按本方熬粥服食；白萝卜换胡萝卜，消食更有效，但胡萝卜对夜盲、干眼症优于白萝卜，可交替烹饪服食。常食莴苣、芹菜，可降低消化道肿瘤发生率。糯米换粳米，口感更佳。

粉蒸薯排

主料　带肉猪排骨500克，红薯500克，黄豆、稻米、豌豆、黑豆、绿豆各20克。

辅料　生姜末20克，豆瓣酱50克，精盐、味精、葱花各适量，花椒面、胡椒粉各5克。

烹饪与服法　将带肉猪排骨洗净，切成寸段；红薯洗净切成寸方小块并放在蒸碗的底层；黄豆、稻米、豌豆、黑豆、绿豆干炒至半熟有香味时，研臼成粗粒、拌匀成蒸粉。将豆瓣酱用刀剁细后与排骨段小块拌匀，再与姜末、胡椒粉、花椒面拌匀，最后与蒸粉、盐、味精充分拌匀，再均匀地放在红薯块上面，入蒸锅（蒸笼）至骨肉酥烂，撒上葱花热食或佐餐。

功效　补虚益气，健胃润肠，滋肾和血，凉血，补助抗癌，防癌。

适用人群　大肠癌等体虚者。

百变搭配　各种带骨畜肉均可代替猪排骨；红薯可用山芋、马铃薯（土豆、洋芋）代替；蒸粉可用1～3种五谷杂粮代替，炒香后再磨成粗粒即可，伴有疼痛较明显的病人可加大姜末和花椒的用量。

槐花熘肉片

主料　槐花200克，猪肉150克，黄瓜50克，水发黑木耳50克。

辅料　玉米油、湿淀粉、精盐、味精、酱油、葱、蒜、黄酒、芝麻油、鲜汤各适量。

烹饪与服法 ①槐花洗净，入沸水中焯一下，捞干备用；②猪肉洗净后切成薄片，入碗内放上酱油拌匀，湿淀粉上浆后备用；③黄瓜洗净，切成薄片；黑木耳洗净，撕成单片；葱洗净，切成寸段小节；大蒜洗净，切成薄片；④炒锅预热后，放入玉米油烧至七成热时，下葱、蒜炒香，下肉片并炒散变色，再下槐花、黄瓜片、黑木耳略炒几下，加入鲜汤、精盐、味精、黄酒，焖至肉熟，用湿淀粉勾芡，淋上芝麻油热食或佐餐。

功效 凉血，宽肠益气，辅助抗癌。

适用人群 大肠癌等体虚者，便血者辅助防癌、抗癌。

百变搭配 其他食用植物油，如花生油、橄榄油等均可代替玉米油。禽肉、兔肉可代替猪肉。

猕猴桃根炖肉

主料 鲜猕猴桃根100克，瘦猪肉200克。

辅料 精盐、味精、生姜末、葱花各适量。

烹饪与服法 ①将鲜猕猴桃根洗净，切片（以横切薄片为佳，易浸煮出有效成分）；②瘦猪肉洗净后，切成块；③共入砂锅，注足清水，大火烧沸后去浮沫，改为小火炖至熟透；食前趁热加入辅料调味，食肉饮汤。每日尚可食用猕猴桃2～3个。

功效 猕猴桃根及根皮含肽多糖，除可抑制肿瘤外，还可延长肿瘤病人生存期。此外，猕猴桃尚含有能阻断致癌物质亚硝胺合成的有效成分，其阻断率高达95%，优于维生素C和胡萝卜素。

适用人群 直肠癌、肝癌患者的辅助治疗。

扁豆苡仁猪骨汤

主料 扁豆30克，薏苡仁50克，猪骨连肉带髓500克。

辅料 精盐、味精、生姜、葱花各适量。

烹饪与服法 将扁豆、薏苡仁分别淘洗干净；猪骨洗净后剁成小块；共入砂锅，注足清水，加入洗净拍碎的生姜约50克，大火烧沸后，撇去浮沫，改为小火炖至骨酥肉烂，加盐和味精调味，盛于大碗中，撒上葱花，趁热食或佐餐。

功效 滋阴，健脾，渗湿，增强免疫力。

适用人群 大肠癌、白血病、肺癌、胃癌等体虚伴轻度浮肿者辅助抗癌。

百变搭配 猪蹄或带骨禽肉可代替猪骨；黑扁豆或白扁豆均可用于本方。

猪大肠木耳槐花汤

主料 猪大肠500克，木耳30克，槐花100克。

辅料 生姜50克，大蒜50克，花椒5克，精盐5克，葱花适量。

烹饪与服法 猪大肠洗净滴干，切成寸半方条；木耳和槐花洗净，共入砂锅，注入清水约1000毫升，加入洗净的生姜（拍碎）、大蒜、花椒，小火炖至大肠酥软熟透，加盐调味，可撒上葱花食用或佐餐。

功效 滋养大肠，利便，止血。

适用人群 大肠癌患者辅助抗癌、防癌。

百变搭配 可将猪大肠洗净后扎紧一端，然后将洗净的木耳、槐花与生姜（切成末）、大蒜（研成泥）、花椒、精盐拌匀，均匀地塞入大肠然后再扎紧另一端，入蒸锅（笼）或高压锅中至酥软熟透，取出切成薄片，撒上葱花，淋上芝麻油热食或佐餐。其效亦佳。

槐花山药炖大肠

主料 槐花100克，山药300克，猪大肠500克。

辅料 生姜各50克，花椒、精盐、葱花各5克。

烹饪与服法 将猪大肠洗净，切成寸半方条；山药刮洗干净，切成1寸见方小块；槐花洗净沥干；生姜洗净拍碎；然后将猪大肠块、山药块、生姜和花椒共入锅内，注入清水约1000毫升，小火炖至猪大肠酥软时，放入槐花再煮沸10分钟，加盐调味后盛入碗中，可撒葱花少许，热食或佐餐。

功效 补脾养胃，宽肠止血，辅助抗癌。

适用人群 大肠癌患者辅助防癌、抗癌。

百变搭配 尚可将备好的山药、槐花与佐料拌匀后，灌入备好的猪大肠中，扎紧两端后蒸熟，切成薄片，撒上葱花，淋上芝麻油热食，其效亦佳。

莼菜鲫鱼汤

主料 莼菜500克，鲫鱼2尾（约300～500克）。

辅料 葱节20克，大蒜片20克，生姜片20克，食盐3克。

烹饪与服法 将莼菜洗净、切碎；鲫鱼去鳃、鳞、内脏后洗净，与辅料共入锅内，加水适量煮沸15分钟。空腹缓慢服食，细嚼慢咽，温汤送下。日服1剂。

功效 消炎、解毒、抗癌、增强免疫力。

适用人群 胃癌、食管癌及大肠癌等患者。

百变搭配 配黑木耳5～10克，发涨后洗净，共煮食用，可协同增效。

槐榆莲11味炖猪大肠

主料 槐角10克，地榆17克，白头翁17克，马齿苋50克，败酱草50克，生薏苡仁50克，马尾莲17克，五倍子10克，儿茶10克，半枝莲50克，蜀羊泉

50克。

辅料 猪大肠200克，生姜末5克，葱花5克，盐2克，味精1克，花椒面10克。

烹饪与服法 将11味主药装入细纱布药袋内，扎紧袋口；猪大肠洗净，撕去油脂，与药袋共入砂锅内，注入清水淹没药，小火煎沸，勤翻动，加盖衡沸约1小时，捞出猪大肠，切成细丝，与姜末、葱花、盐、味精、花椒面拌匀，空腹细嚼慢咽，温汤送下。每1～2日1剂。纱布药袋另加水煎汤，每晚灌肠1次。

功效 清利湿热，化瘀解毒，增强免疫力。

适用人群 大肠癌、食管癌、胃癌患者。

百变搭配 方中生薏苡仁50克可单独与猪食管（或胃肚头）50～100克炖至酥烂食用；或薏苡仁磨成细粉，加猪或牛食管50～100克、花椒面10克拌匀，蒸酥烂后食用，细嚼慢咽，温汤徐徐送服。

金针菇烧豆腐

主料 金针菇300克，豆腐250克，火腿丁10克，虾仁10克，骨鲜汤适量。

辅料 大蒜50克，姜丝10克，葱节10克，胡椒粉2克，盐3克，泡辣椒3个，素油适量。

烹饪与服法 金针菇去根蒂，洗净，沥干；豆腐在清水中清洗一下，切成3厘米见方小丁；大蒜去皮、洗净；泡辣椒切成细长丝，待用。素油在炒锅内烧至七成热时，下姜丝、葱节、泡椒丝和大蒜煸香，下金针菇翻炒几下，注入骨鲜汤，中火煮沸10分钟后，放入火腿丁、虾仁和豆腐丁、盐和其余辅料，小火焖10分钟即成。空腹温热食之，每日1剂。

功效 抗癌，降脂，营养丰富，增强机体免疫力。

适用人群 包括大肠癌在内的各种癌症，伴有高胆固醇、高血压、高血脂、血管硬化、肥胖者均可食用。

百变搭配 草菇、茶树菇可代替金针菇。

五菇炖骨汤

主料 猪骨500克，香菇、金针菇、白蘑菇各100克，黑木耳10克，牛肝蕈10克。

辅料 大蒜50克，姜片10克，盐5克，葱花5克，葱白节10克。

烹饪与服法 将五菌菇分别去蒂，洗净，沥干；猪骨洗净、砸破、剁成短节；大蒜去皮、洗净。以上共入锅内，注入清水约1000克，大火煮沸打去浮沫，加入姜片、葱白节和盐，小火炖至骨酥肉烂盛入大碗中，撒上葱花，空腹温热食之，每日1剂。

功效 抗癌，滋补强壮，消食化癥，增强免疫力，尚有美容养颜之效。

适用人群 包括大肠癌在内的各种癌症。

百变搭配 单用香菇、金针菇、牛肝蕈300～500克炖猪骨、乌骨鸡等，辅助抗癌效果亦佳，可交替常食。

芦笋黄花骨汤

主料 猪骨500克，芦笋200克，干黄花50克，木耳（干品）5克，虾米5克。

辅料 盐5克，姜片10克，独蒜50克，葱节10克。

烹饪与服法 木耳发涨，去根蒂、洗净；芦笋洗净，切成寸段；黄花洗净；猪骨洗净、砸破；独蒜去皮、洗净、待用。将猪骨、木耳、虾米共入锅内，加清水约800克烧开后，打去浮沫，加姜片用小火炖1小时，加入芦笋、黄花、盐、葱节、独蒜煮沸5～10分钟即成。空腹温热食之，细嚼慢咽，每日1剂。

功效 养血止血，除烦抗癌，攻补兼施。

适用人群 大肠癌便血者，其他癌症、功能性子宫出血及各种贫血的辅助治疗。

百变搭配 乌鸡可代替猪骨，其效更好。出锅前5分钟取出猪骨弃之，加入鲜花椒10～20粒，有止痛之效。

香菇豆腐肉片

主料 香菇200克，豆腐250克，猪肉片50克，虾米5克。

辅料 大蒜50克，盐5克，湿淀粉10克，葱节、葱花各5克，花生油50克，豆瓣酱20克，鲜汤适量。

烹饪与服法 鲜香菇去蒂、洗净、沥干；豆腐冲洗一下，切成3厘米方块；猪肉片用盐2克码味，湿淀粉上浆；大蒜去皮、洗净。油在锅里烧至六成热时，下大蒜、葱节、豆瓣酱爆香，下香菇翻转，放豆腐块轻轻翻匀，注入鲜汤，小火焖15分钟，轻轻翻转均匀，将上酱肉片均匀地分散在香菇、豆腐上面，最后放入虾米和盐，烧沸5分钟，撒上葱花后起锅。空腹温热食之，每日1剂。

功效 辅助抗癌、降压。

适用人群 大肠癌等癌症、高血压、高脂血症的辅助治疗。

百变搭配 香菇可用草菇、茶树菇代替。

泥鳅焖豆腐

主料 活泥鳅500克，豆腐500克，虾米10克。

辅料 姜片30克，泡椒5个，花椒20粒，葱节10克，葱花5克，花生油50克，豆瓣酱20克，盐5克，大蒜20克，鲜汤约200克。

烹饪与服法 将泥鳅去骨、内脏和头（鳃），洗净、沥干，备用；豆腐洗一下，切成3厘米方块；大蒜去皮、洗净。油在锅内烧至七成热时，下姜片、泡椒（可切为丝或粗粒）、葱节、大蒜、花椒、豆瓣酱爆香，下鳅鱼肉片翻炒几下，放入豆腐块和虾米再翻匀，注入鲜汤，小火焖20分钟左右，其间轻轻翻动几次，放盐入味，撒上葱花盛于大碗中即成。空腹温热食之，每日1剂。

功效 辅助抗癌、防癌，健体强身。

适用人群 大肠癌、乳腺癌等癌症患者。

百变搭配 鳝鱼可代替泥鳅（鳅鱼）。

萝卜烧猪大肠

主料 白萝卜500克，猪大肠500克。

辅料 生姜30克，大蒜50克，葱节30克，葱花5克，盐5克，五香豆瓣20克，生花椒10克，鲜汤500克，素油适量。

烹饪与服法 白萝卜洗净、切成块；猪大肠洗净，在沸水中汆一下去腥臊味，洗净后切成边为寸段菱形块，在热锅中爆出油香，放入除葱花外的全部辅料，翻炒数下后注入鲜汤，煮半小时后放入萝卜，加盖烧熟，撒上葱花即成。空腹热食，每1～2日服1剂。

功效 辅助抗癌，润肠通便，健体强身。

适用人群 大肠癌等癌患者。

百变搭配 胡萝卜可与白萝卜交替食用。配魔芋100克，其效亦佳。

芦笋薏苡仁焖大肠

主料 芦笋200克，薏苡仁100克，猪大肠250克。

辅料 精盐、味精、花椒各适量，生姜20克。

烹饪与服法 将芦笋洗净，切为3厘米长寸段，入沸水中汆一下后待用；薏苡仁用清水洗去浮尘。猪大肠洗净，在沸水中焯去腥臊味，再次清洗后，沥干、切成边为3厘米的菱形块，在热锅中爆香出油后，加入薏苡仁和清水约500克，烧炖50分钟后放入芦笋焖10分钟，加入精盐、味精、生姜（末）、花椒（疼痛明显者可适当多一些）调味，再焖两分钟即可。空腹温热食之，细嚼慢咽或徐徐佐餐服下。

功效 防癌、抗癌，利水通便，补虚润燥，止大肠便血。

适用人群 大肠癌、膀胱癌等患者。

百变搭配 配香菇150克，大蒜50克，提高抗癌、增强免疫力之效。

芦笋海参炖大肠

主料 芦笋200克，海参1个，猪大肠250克。

辅料　盐、味精各适量，葱花5克，姜片20克，大蒜20克。

烹饪与服法　芦笋洗净，切为寸段，入沸水中汆一下待用；海参发涨，去内脏，洗净，在沸水中焯去麻味；猪大肠在洗净后，入沸水中焯去腥臊味，再次清洗后，沥干，切成边长为寸长的菱形块，入热锅中爆香出油，加姜片、大蒜（去皮）煸香，放入海参翻炒几下，注入清水约500～800克，炖50分钟，加入芦笋和其余辅料，再炖5～10分钟即成。温热空腹食用，细嚼慢咽。每1～2日1剂。

功效　防癌抗癌，保健强身。

适用人群　大肠癌等体虚病人。

百变搭配　配香菇或草菇、黑木耳、松茸等食用蘑菇，可增效。

平菇韭黄肉片

主料　平菇300克，韭黄250克，猪瘦肉片150克。

辅料　盐5克，味精、胡椒粉各1克，湿淀粉10克，独蒜30克，素油适量，鲜汤约300克。

烹饪与服法　平菇去根蒂、洗净，撕成小片；韭黄洗净，切成1.5寸长段；猪瘦肉片加盐2克码味3分钟后，湿淀粉上浆，下热油锅炒至变白色，放入独蒜（去皮）、平菇，注入鲜汤约300克，小火焖半小时，加入韭黄、盐、味精、胡椒粉，炒转即成。空腹热食，细嚼慢咽，每日1剂。

功效　辅助防癌，抗癌，增强机体免疫力。

适用人群　大肠癌等体虚者。

草菇烧大肠

主料　草菇500克，猪大肠500克。

辅料　大蒜50克，盐5克，葱节20克，生姜片20克。

烹饪与服法　草菇洗净，去根蒂，沥干；猪大肠洗净，入沸水中焯去腥臊味，再次清洗后，切成边长为寸段的菱形小块，入热锅中爆香出油，加入大蒜、葱节、姜片煸香，加入草菇炒转，注入清水约500毫升，烧炖半小时后加盐调味，继续烧炖至酥烂即成。空腹佐餐食之，每1～2日服1剂，亦可空腹热食。

功效　辅助防癌、抗癌，保健强身。

适用人群　大肠癌等体虚者。

百变搭配　香菇、松茸、白蘑菇可代替草菇；可配蓝花椰菜。

花椰菜炒鸡蛋

主料　花（椰）菜300克，鸡蛋1个。

辅料　盐3克，湿芡粉10克，香葱花5克，素油、鲜汤适量。

烹饪与服法 花（椰）菜有白色和蓝（绿）色两类，以蓝（绿）色抗癌效果和营养价值较高，有条件时选蓝（绿）色花（椰）菜，剥去老叶和茎皮，洗净后分成小朵，在热油锅炒至八九分熟时出锅，待用。鸡蛋打入碗内，加盐1克，葱花3克，湿芡粉5克，搅匀起泡，倾入热油锅煎成两黄薄蛋饼，用锅铲切成边长为2～5厘米方块，加入炒过的花（椰）菜，盐2克，炒匀，加鲜汤少许及湿芡粉5克收汁，盛于盘中，撒上葱花2克即成。空腹或佐餐食用。家常菜肴，每日1剂。

功效 健脾开胃，辅助抗癌。

适用人群 大肠癌等体虚者。

百变搭配 可配黑木耳、香菇、草菇；蛋类可替换肉类。

注 花（椰）菜不宜与猪肝烹饪，因花（椰）菜中大量纤维素残基（醛糖酸残基）可与猪肝中铁、铜、锌等微量元素形成螯合物，从而降低人体对铁、铜、锌等的吸收。

五鲜抗癌汤

主料 黑木耳（干品）10克，西红柿1个，蓝花（椰）菜100克，香菇（鲜）100克，芦笋100克，猪大肠250克。

辅料 大蒜50克，姜片30克，葱节30克，盐5克，味精5克，鲜花椒10克。

烹饪与服法 黑木耳发涨，去根蒂，洗净，撕成小朵；西红柿洗净，切成块；蓝花菜去老叶、茎皮后分成小朵，洗净；香菇去根蒂，洗净；芦笋洗净，切成寸段；大蒜去皮、洗净，待用。猪大肠洗净后在沸水中焯去腥臊味，再洗净切成边长为5厘米的菱形块，在热锅中爆香出油，下全部大蒜、葱节、姜片、花椒5克煸香，注入清水约800克，烧炖50分钟后加入其余五味主料及盐5克、味精5克和鲜花椒5克，再煮10分钟即成。若用高压锅，则烹饪时间可相应缩短一半时间。空腹温热服食。每1～2日服1剂。

功效 辅助抗癌，防癌，健体强身。

适用人群 大肠癌等体虚者。

百变搭配 猪肚可替换大肠，用于胃癌；猪肺可替换大肠，用于肺癌。鲜草菇、牛肝蕈、猴菇蕈等可替换西红柿（番茄）、香菇、木耳等。